DHが語る

インプラントが
おもしろいほどわかる本

岩井理子　小川洋一・著（東京ステーション歯科クリニック）

デンタルダイヤモンド社

刊行にあたって

　これから、日本が迎えるであろう超高齢社会における歯科医療は、いまだかつて誰も経験したことがありません。さらには、社会の変化に伴い、歯科医療にはより機能的で質の高い治療結果が求められるようになるでしょう。

　このような社会のニーズに応える治療の選択肢の一つとして、インプラント治療は爆発的ともいえる普及を遂げてきました。

　しかしその一方で、臨床の現場では、明確なコンセンサスが得られていない臨床術式が応用され、残念な結果も散見されるようになりました。

　このような状況下で、第一線で臨床に携わる歯科衛生士のなかには、インプラント治療に戸惑いを感じている人も少なくないのではないでしょうか。

　著者らは、偶然にも早い時期からインプラント治療に携わる機会に恵まれました。そして、四半世紀の間インプラント臨床に従事し、多くの経験を積んできました。

　本書では、その経験から学んだインプラント治療で大切なことを、エビデンスをもとに検証しました。「臨床現場のみなさんが、何らかの疑問を感じたときに、その答えを見つけられる本を作りたい」。そのような気持ちから、Q&A形式で一冊にまとめました。

　歯科臨床をがんばる仲間として、この本が少しでも多くの方々のお役に立てれば幸いです。

2015年1月

東京ステーション歯科クリニック
歯科衛生士　**岩井理子**
歯科医師　**小川洋一**

DHが語る
インプラントがおもしろいほどわかる本
CONTENTS

刊行にあたって ──────────────── 3

第1章 インプラントの基礎知識Q&A

① まずは歴史と構造を知ろう ──────────── 8
- Q 口腔内で初めてインプラント（オッセオインテグレーション）治療が行われたのはいつ？ ── 9
- Q インプラント（骨性結合型）はどのような構造か？ ── 9
- Q インプラントの上部構造の固定法であるセメント固定法とスクリュー固定法、それぞれの利点、欠点は何か？ ── 11
- Q インプラントの成功の基準とは？ ── 12
- Q インプラントの失敗の原因は何か？ ── 13
- Q インプラントを成功に導くために必要なことは何か？ ── 17

② インプラントと天然歯の共通点を知ろう ────── 20
- Q インプラントと天然歯の共通点とは？ ── 21
- Q 生物学的幅径はインプラントにあるのか？ ── 24
- Q 埋入深度と生物学的幅径は、メインテナンスにどう関係があるのか？ ── 26
- Q インプラント周囲の角化歯肉は必要なのか？ ── 28

③ インプラントと天然歯の相違点を知ろう ────── 34
- Q インプラントと天然歯の相違点とは？ ── 35
- Q インプラントと天然歯、どちらが感染しやすいか？ ── 36
- Q インプラントのプラークに対する抵抗性は？ ── 37
- Q インプラントのプロービング圧は天然歯と違う？プロービングは賛成？　反対？ ── 38
- Q 歯根膜の何を理解すれば、インプラントと天然歯との決定的な違いがわかるのか？ ── 40
- Q インプラントと天然歯は、力に対してどちらが強いのか？ ── 43

④ そもそも歯が欠損した原因を探ろう —— 46

- Q 歯の欠損が起きる原因は何か？ —— 47
- Q 歯周病の原因菌はインプラントに感染するのか？ —— 48
- Q 咀嚼時の咬合圧とブラキシズムの咬合圧はどちらが強いのか？ —— 50
- Q 咬合性外傷とは何か？ —— 52
- Q 病的な咬頭干渉において、インプラントと天然歯では力の差はあるのか？ —— 53
- Q 咬合の安定に必要な3つの圧は何か？ —— 55
- Q 欠損の原因の検証項目は？ —— 59

⑤ 症例の考察に必要な基礎知識って？ —— 62

- Q 歯周炎の進行度は、X線写真でどのように読影するのか？ —— 63
- Q 侵襲性歯周炎の罹患率は何パーセント？ —— 65
- Q 歯の解剖学的な5つの局所的為害因子は何か？ —— 66
- Q 歯の解剖学に関係のない局所的為害因子は何か？ —— 71
- Q 根分岐部病変の予知性はどうなのか？ —— 75
- Q フェルールのどこを見てリスクがわかるのか？ —— 75
- Q 歯内療法を受けた歯の予知性は？ —— 77
- Q 10ヵ国のなかで、根尖病巣が存在している歯が最も多い国は？ —— 78
- Q ブリッジの予知性は？ —— 79

⑥ X線写真をよく観察して患者説明に役立てよう —— 82

- Q X線写真でどのようにリスクを抽出するのか？ —— 83
- Q 歯根破折はプローブでどのように診査するのか？ —— 89

⑦ 力の要素から咬合平面を診て患者説明に役立てよう —— 90

- Q 咬合平面は何を基準にするのか？ —— 91
- Q 咬合平面の角度は咬みやすさと関係するのか？ —— 91
- Q 咬合平面に急な湾曲や不揃いがあるとどうなるのか？ —— 93
- Q 咬合崩壊はどのように起きるのか？ —— 96
- Q 咬合崩壊が起きている症例の治療目標は何か？ —— 98

⑧ **顎堤の変化とメインテナンスのかかわりを学ぼう** ── 104
　　Q 歯を失うと何を失うのか？ ── 105
　　Q 歯を失った顎堤はどう変化するのか？ ── 108
　　Q メインテナンスが行いやすいインプラントの歯冠形態は？ ── 111

第2章　見て覚えよう！ インプラントの**実践**テクニック

① **無菌テクニックをマスターしよう！** ── 120
　　手術時の手洗い ── 120
　　滅菌ガウンと滅菌グローブの装着 ── 122
　　無菌テクニックによる器具出し ── 124
　　口腔内外の消毒とドレーピング ── 126
　　インプラント手術室内における器具の配置例 ── 129

② **インプラントのメインテナンスをマスターしよう！** ── 130
　　メインテナンスが必要な部位 ── 131
　　インプラント埋入ポジションが
　　メインテナンスに影響を与える要素 ── 135
　　自己メインテナンスへの理解を深め、
　　適切なツールを知ろう ── 136
　　プロフェッショナルメインテナンスの手技とツール ── 143

絵でみる ワンポイントアドバイス
　インプラント埋入術式の種類 ── 19
　インプラントの形状 ── 33
　治療計画 ── 81
　インプラント周囲の炎症の分類 ── 128

表紙デザイン：大久保誠二
本文デザイン：山崎晴美
イラスト　　：岩井理子

第 **1** 章

インプラントの基礎知識 Q&A

インプラント治療をチームで担うときに、何が必要でしょうか。
インプラント治療には役割分担があります。
しかし、身につける知識に役割分担はありません。
歯科衛生士がインプラントに必要な知識を身につけることで、
質の高いチーム医療を実践しましょう。

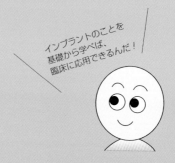

インプラントのことを基礎から学べば、臨床に応用できるんだ！

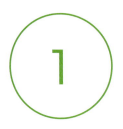

まずは歴史と構造を知ろう

臨床の現場では、たくさんの種類のインプラントが応用されています。そのすべてを知らなくても、ある一定の法則を理解してしまえば、共通の考え方で応用可能です。
インプラントを成功に導くため、必要な知識を身につけましょう。

- Q 口腔内で初めてインプラント（オッセオインテグレーション）治療が行われたのはいつ？
- Q インプラント（骨性結合型）はどのような構造か？
- Q インプラントの上部構造の固定法であるセメント固定法とスクリュー固定法、それぞれの利点、欠点は何か？
- Q インプラントの成功の基準とは？
- Q インプラントの失敗の原因は何か？
- Q インプラントを成功に導くために必要なことは何か？

口腔内で初めてインプラント（オッセオインテグレーション）治療が行われたのはいつ？

 現在、臨床応用されているインプラントは、主にチタン製です。1952年にBrånemarkらがチタンと骨が直接結合することを発見し、13年間の研究を経て、1965年に初めて口腔内に臨床応用しました。骨組織が直接結合することをオッセオインテグレーションといい、この様式のインプラントを骨結合型インプラント、つまりオッセオインテグレーションインプラントといいます。

1965～1975年の10年間に、Brånemarkらによって、235の無歯顎症例に対し、1,618本のインプラントが機能回復のために応用されました[1]。さらに、1965～1980年の15年間に2,785本のインプラントが410名の患者に応用され、上顎では89%、下顎では100%で良好な結果が得られたことが1981年に報告されました[2]。その後、骨結合型インプラントは、本格的に世界中で無歯顎患者だけでなく、有歯顎患者にも臨床応用されています。

 ## インプラント（骨性結合型）はどのような構造か？

 骨結合型インプラントの構造は、インプラント体（フィクスチャー）、支台（アバットメント）、上部構造（スーパーストラクチャー）から成り立っています。インプラントの上部構造の固定方法は、2つあります。上部構造をアバットメントへスクリューで固定するスクリューリテイニングという方法と、セメントで固定するセメントリテイニングという方法です（図1、2）。

インプラントの固定方法は2種類ある

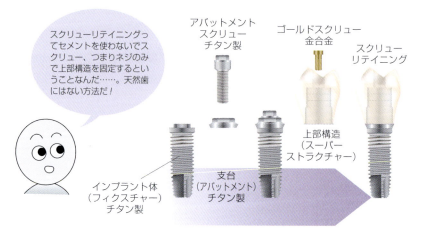

図❶ スクリューリテイニングの一例。インプラント体にスクリューリテイニング用の支台がスクリューで固定される。さらに、既製のシリンダーに歯冠形態を製作した上部構造がスクリューで固定される

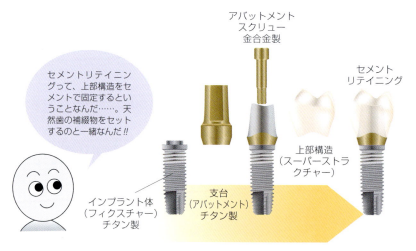

図❷ セメントリテイニングの一例。インプラント体にセメントリテイニング用の支台がスクリューで固定される。印象採得後、その支台は模型上で形成する。同時に上部構造を製作し、セメントで固定する

インプラントの上部構造の固定法である セメント固定法とスクリュー固定法、 それぞれの利点、欠点は何か？

 上部構造の固定方法の違いが、治療にどのような影響を与えるかについて、専門家として知識を備える必要があります（表1、図3）。

表❶ インプラント上部構造の固定法による比較

	スクリューリテイニング	セメントリテイニング
コンポーネント費用	高価	安価
技工製作難易度	高い	低い
インプラント埋入方向の許容度	低い	高い
上部構造の脱着	容易	困難
審美性	少し低い	高い
メインテナンス	簡便	困難
スクリューの緩み	あり	確認不可
セメントの残留の可能性	なし	あり
上部構造の修理	容易	困難
上部構造の脱離の可能性	なし	あり

利点と欠点って何だろ……

上部構造が簡単に外せるから将来的に問題があったときに簡単に解決できるかも。
うまく磨けない場合は、メインテナンス時に外して洗浄できる！

スクリューリテイニング

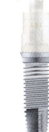

セメントリテイニング

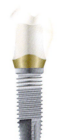

上部構造を天然歯と同じように着けるからインプラントが入っている方向に許容度が高いんだ！

図❸ インプラント上部構造の固定法による利点、欠点を理解する

インプラントの成功の基準とは？

インプラントの成功と失敗の両方について知ることは、永続的に良好な治療結果を導き出すための鍵となります（**図4**）。また、治療後のメインテナンスを行ううえでも必要な知識といえます。

インプラントの成功とは、ただ単に口腔内で機能していることとは異なります。1998年にカナダのトロントで「インプラントの適切な治療成績を求めて」というテーマでシンポジウムが開かれました。このシンポジウムは、世界の先進国のインプラントの臨床医、研究者、専門医、国際学術雑誌の編集者によって、インプラントの成功のための合意形成と指針を策定するために行われました。そのシンポジウムでインプラントの成功の基準が示されたのです（**図5**）[3]。

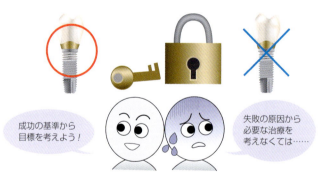

図❹ インプラントの成功と失敗から知識を蓄え、治療に臨む

インプラント成功の4つの基準

- 患者、術者の両者が機能的、審美的にも満足している
- 疼痛、不快感、知覚異常および感染がない
- 機能1年経過後のインプラント周囲の垂直的な骨吸収は、0.2mm／年以下
- 個々のインプラントが動揺しない

図❺ インプラント成功の4つの基準（参考文献[3]を引用改変）

その基準のなかに「患者、術者の両者が機能的、審美的にも満足している」ことも含まれています。口腔内で機能していても、審美的に患者の満足が得られない場合は成功とはいえないのです。医療を提供するわれわれの立場としては、かなり慎重な治療計画と予測される治療結果に関する患者へのインフォームド・コンセントが重要です（図6）。

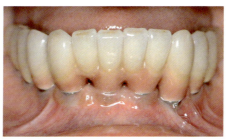

図❻　46歳、女性。歯周病で歯を喪失し、インプラントで欠損補綴を行った症例。上部構造の長径が長くなることや下顎前歯は歯冠幅径が短いため、1本のインプラントから2本分の歯冠が作製されることなど、天然歯と同等にならない上部構造の形態について、あらかじめ患者に理解を得る必要がある

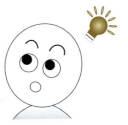

日常的な見た目とは関係ないけど……
天然歯とは同じにならない場合は治療前の説明が大切だ!!

Q インプラントの失敗の原因は何か？

A　インプラントの失敗については、感染と咬合力の2つが起因します。感染による失敗部位の細菌叢からは歯周病原細菌が多く検出され、咬合力による失敗部位の細菌叢は健康な状態と近似していると報告されています[4]。インプラントの成功の基準が示された1998年に、Espositoらが73の文献からインプラントの失敗の原因を検証しています。

それによると、90％が咬合力で10％が感染によると報告されています（図7）[5]。

 また、インプラント周囲の骨吸収について、プラークの蓄積と咬合負担過重を動物実験で1年半検証したところ、咬合負担過重のほうが骨吸収を起こすことが立証されました（図8）[6]。

 しかしながら、インプラント周囲の骨吸収については細菌の関与が必要であり、咬合力との関連性を否定する報告もあります[7, 8]。2005年にMischらが咬合力とインプラント周囲の骨吸収の関係について、64の関連性のある文献を検証したところ、多数の論文で咬合力がインプラント周囲の骨吸収を増大させるという結論に達しています。この文献のなかには、力学的な原因で股関節のインプラントに失敗が発症したという報告がありました。それは閉鎖的な環境でも失敗するということであり、細菌感染とは関連性がないということです[9]。

 以上から、少なくとも感染と咬合力について、個々の症例ごとに検証する必要があると考えられます。感染については、歯周病が発症している場合は、インプラントの治療を行う前に歯周病の治療を完了していることが必須であるといえます。

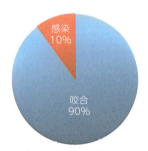

インプラント失敗の原因の90％は咬合である（感染は10％）。咬合による障害の45％は1年以内、残りは1年後に発生している

図❼ インプラントの失敗の原因
(参考文献[5]を引用改変)

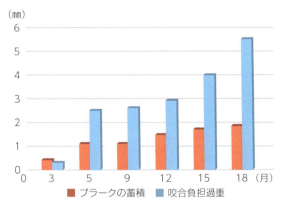

図❽ インプラント周囲の骨吸収は、初期段階はプラークの蓄積のほうが咬合負担過重より大きいが、経時的には咬合負担過重のほうが骨吸収が大きくなる(参考文献[6]を引用改変)

また、隣在歯に歯内由来の感染がある場合も同様と考えます。咬合力については、欠損部に対してのインプラントの本数や、想定する顎位に対する歯冠長とインプラントの長さの比率（図9）、骨格（図10〜12、表2）[10, 11]、咬耗、パラファンクションの有無について考慮します。

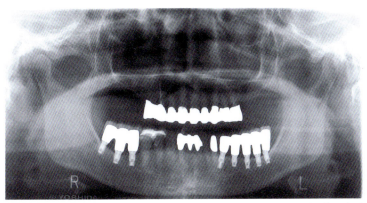

図❾　上顎は可撤性義歯、下顎はインプラントで欠損補綴を行った症例。歯周病が原因で歯を喪失したため、上部構造が長くなり、自己メインテナンスが困難になる。清掃性を重視した治療計画が重要となる

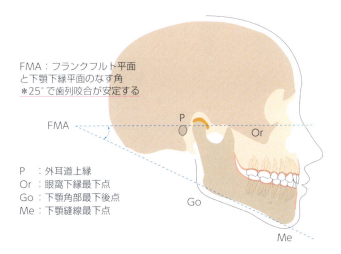

FMA：フランクフルト平面と下顎下縁平面のなす角
＊25°で歯列咬合が安定する

P　：外耳道上縁
Or　：眼窩下縁最下点
Go　：下顎角部最後点
Me　：下顎縫線最下点

図❿　FMA骨格分類。咬合力の強さについて検証する（参考文献[10, 11]を引用改変）

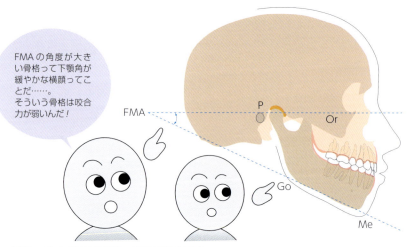

図⓫ High FMAの骨格。FMA角度が大きい

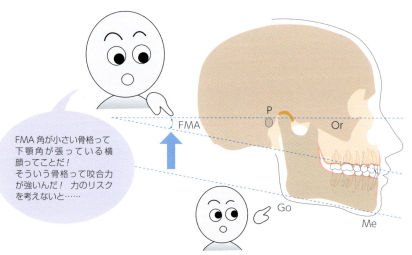

図⓬ Low FMAの骨格。FMA角度が小さい

表❷ FMA骨格による力学的比較（参考文献[10]を引用改変）

臨床的特徴	High FMA	Low FMA
咬合力	弱い	強い
筋の作用方向	円弧状	垂直的
大臼歯の位置	筋肉より前方寄り	筋肉と一致
咀嚼筋の大きさ	小さい	大きい

インプラントを成功に導くために必要なことは何か?

 常に感染と外傷力の2つを診る目を養い、検証する必要があります(**図13**)。

米国の心理学者が書き下ろした「錯覚の科学」という本で、想定外の現象が起こると、目の前の出来事を認識するのが困難になることを実験を交えて検証しています[12]。日常臨床のなかで一つ一つの症例から多くを学び、経験値を増やして想定外を想定内にし、コツコツと実力をつけることが大切です。筆者自身も研究者が導き出した結果について、日々の臨床ではどうなのかを検証し、歯科衛生士同士または院長を含めて症例検討を行うことで、成長している(?)つもりです。インプラント治療を成功に導くためには、感染に対する、つまり歯周病に関連する知識だけでは達成できません。

歯科の専門家として、咬合力についても知識を備え、症例ごとに感染と咬合力の2つの事象について担当医と検証し、患者へ説明を行うのも、これから必要とされる歯科衛生士の職務です。

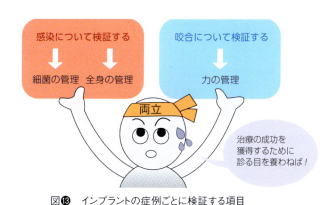

図⓭ インプラントの症例ごとに検証する項目

【参考文献】
1) Brånemark PI, Hansson BO, Adell R, Breine U, LindströmJ, HallénO, OhmanA：Osseointegrated implants in the treatment of the edentulous jaw. Experience from a 10-year period, Scand J Plast Reconstr Surg Suppl, 16：1-132, 1977.
2) Adell R, Lekholm U, Rockler B, Brånemark PI：A 15-year study of osseointegrated implants in the treatment of the edentulous jaw. Int J Oral Surg, 10(6)：387-416, 1981.
3) 赤川安正（監訳）：インプラント評価基準の新しいコンセンサス トロント会議の全容. クインテッセンス出版, 東京, 2001.
4) Rosenberg ES, Torosian JP, Slots J：Microbial differences in 2 clinically distinct types of failures of osseointegrated implants. Clin Oral Implants Res, 2(3)：135-144, 1991.
5) Esposito M, Hirsch JM, Lekholm U, Thomsen P：Biological factors contributing to failures of osseointegrated oral implants. (I) . Success criteria and epidemiology. Eur J Oral Sci, 106(1)：527-551, 1998.
6) Isidor F：Loss of osseointegration caused by occlusal load of oral implants. A clinical and radiographic study in monkeys. Clin Oral Implants Res, 7(2)：143-152, 1996.
7) Lang NP, Wilson TG, Corbet EF：Biological complications with dental implants：their prevention, diagnosis and treatment. Clin Oral Implants Res, 11 Suppl, 1：146-155, 2000.
8) Heitz-Mayfield LJ, Schmid B, Weigel C, Gerber S, Bosshardt DD, Jönsson J, Lang NP, Jönsson J：Does excessive occlusal load affect osseointegration? An experimental study in the dog. Clin Oral Implants Res, 15(3)：259-268, 2004.
9) Misch CE, Suzuki JB, Misch-Dietsh FM, Bidez MW：A positive correlation between occlusal trauma and peri-implant bone loss: literature support. Implant Dent, 14(2)：108-116, 2005.
10) 岩田健男：増補改訂版 日常臨床のためのオクルージョン. クインテッセンス出版, 東京, 2002.
11) 相馬邦道, 飯田順一郎, 山本照子, 葛西一貴, 後藤滋巳：歯科矯正学 第5版, 医歯薬出版, 東京, 2008.
12) Christopher Chabris, Daniel Simons：錯覚の科学. 文藝春秋, 東京, 2011.

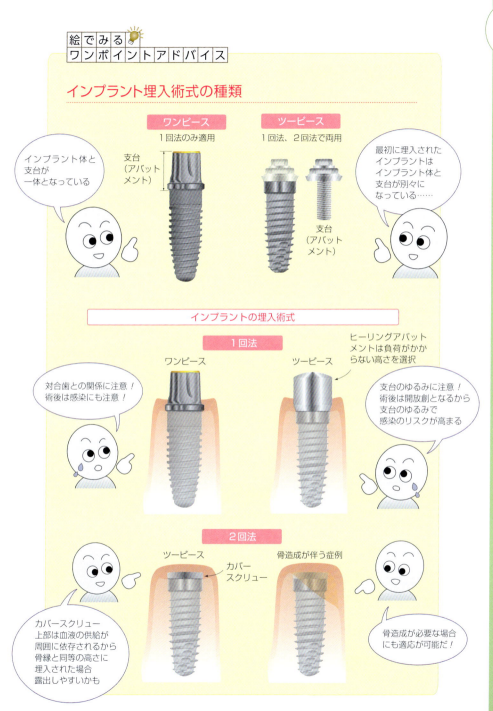

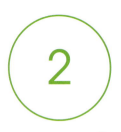

インプラントと天然歯の共通点を知ろう

インプラント周囲の歯周環境ってどうなっているのでしょう？
正しく理解することで、メインテナンスに役立つヒントが
たくさんあることに気づくでしょう。
インプラント周囲の生物学的幅径は生体のルールです。

Q インプラントと天然歯の共通点とは？

Q 生物学的幅径はインプラントにあるのか？

Q 埋入深度と生物学的幅径は、
　メインテナンスにどう関係があるのか？

Q インプラント周囲の角化歯肉は必要なのか？

インプラントと天然歯の共通点とは?

インプラントと天然歯の共通点を知ることは、われわれがインプラントという人工歯根を患者に説明する際のヒントになります（**図1**）。天然歯との共通点をわかりやすく説明することで、患者の不安を解消できると思います。

当院では、個々の患者の症例に類似したインプラントの治療例を通して説明しています。

本症例（**図2〜7**）は、2欠損部へ骨移植や結合組織の移植などを含めた治療を行ったことで、インプラントでも天然歯と同じ見た目になるように回復しました。術前の状態は、口腔内写真とX線写真、さらにCTの

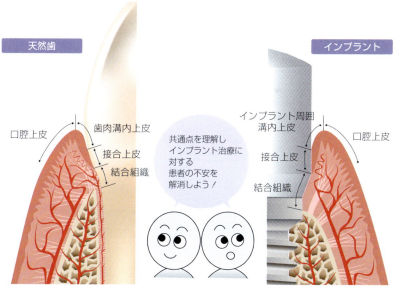

図❶　インプラントと天然歯の共通点を理解することは、患者の不安を解消する手助けになる

第1章　インプラントの基礎知識 Q&A

三次元構築した画像から、インプラントで修復する部位の軟組織と硬組織が、ともに欠損を生じていることが理解できると思います。硬組織、つまり骨は唇側から口蓋側にかけて、根尖周囲に欠損が生じています。

　このような症例でも、患者が必要な治療項目を受け入れ、費用と時間と治療に対して協力的な態度を示し、治療を提供する側が最善の技術をもって患者からの信頼に応えることで、インプラントでも天然歯と見た目が同等になるような治療が達成されます。

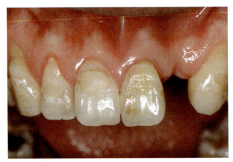

図❷　25歳、男性、術前。他院で抜歯終了後、当院に転院

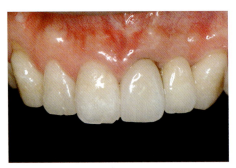

図❸　術後。|2 をインプラントで治療

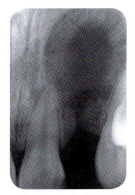
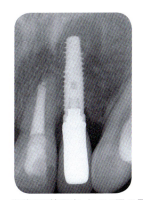

図❹ 術前のX線写真。|2相当部に広範囲な透過像があり、骨の喪失が認められる。|1には根尖近心面に透過像があり、歯髄壊疽が起き、周囲骨の破壊が確認できる

図❺ 術後のX線写真。|2は2回の骨移植手術と歯槽粘膜外科手術を行い、インプラントによる欠損補綴処置を完了した。|1は根管治療を行い、根尖部の透過像が回復後、修復処置を行った

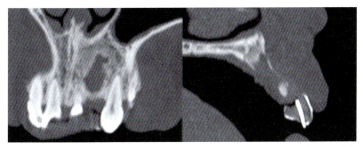

図❻ 術前のCT画像。|2根尖相当部は唇側から口蓋側にわたり、広範囲な透過像が認められる

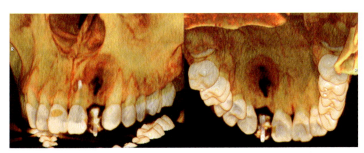

図❼ 術前の三次元構築したCT画像。|2根尖相当部に立体的な骨欠損が確認できる

生物学的幅径はインプラントにあるのか？

 表1にインプラントと天然歯の共通点を示しました[1, 2]。そのなかでもインプラントの治療で臨床上、筆者が最も大切だと思う生物学的幅径と角化歯肉について詳しく解説します。

インプラント周囲粘膜を知るためには、生物学的幅径を理解しなければなりません。生物学的幅径を知らなければ、症例が理解できないからです。

生物学的幅径とは、生体の恒常性を維持するための生体防御構成部で、生体構成のルールと理解すればよいと思います。まず最初に1996年の文献から、インプラントの生物学的幅径の実験を解説したいと思います[2]。その実験では、インプラントの二次手術と同時に、実験部位の粘膜を4mmに維持したインプラントと、2mmに減少させたインプラントの6ヵ月後の状態を検証しました。粘膜を4mmに維持した実験部位の支持骨は、骨頂との差がそれほどありませんでしたが、2mmに減少させた実験部位では、支持骨が有意に吸収したという結果になりました（図8）。

結果からいえることは、生体が生物学的幅径を獲得するためにインプラント周囲骨を吸収してまでも、その周囲粘膜の幅が必要だということです。

表❶　インプラントと天然歯の周囲組織の共通点(参考文献[1]より引用改変)

	天然歯	インプラント
粘膜組織の形態	口腔上皮から歯肉溝上皮に繋がり、接合上皮へ移行する	口腔上皮からインプラント周囲溝上皮に繋がり、接合上皮へ移行する
口腔上皮	高度に角化した口腔上皮	高度に角化した口腔上皮
接合上皮	天然歯表面にヘミデスモソーム*を介して付着し、軟組織辺縁より約2mm根尖側で集結する	インプラント表面にヘミデスモソームを介して付着し、軟組織辺縁より約2mm根尖側で集結する
生物学的幅径**	約1mm幅の上皮性付着と約1mm幅の結合組織性付着があり、約2mmの生物学的幅径が存在する	約1.2mm幅の接合上皮と、歯槽骨頂上に約1.5mm幅の結合組織があり、約2.7mmの生物学的幅径が存在する

*ヘミデスモソーム：半接着斑。**生物学的幅径：生体の恒常性を維持するための生体防御構成部

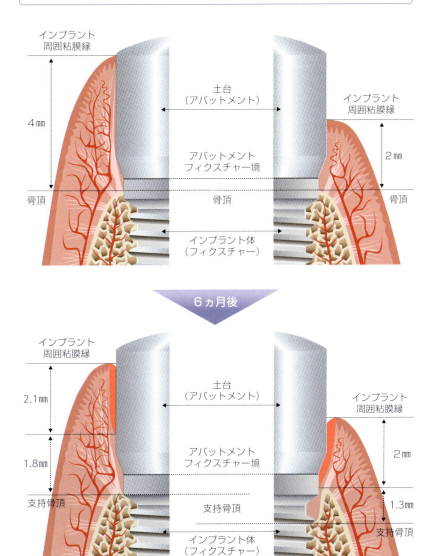

図❽ インプラントの生物学的幅径の動物実験。歯肉を2mmに減少させた実験部位は、生物学的幅径を獲得するために支持骨が有意に減少した

埋入深度と生物学的幅径は、メインテナンスにどう関係があるのか？

埋入位置と生物学的幅径は深く関連し、それが治療後の自己メインテナンスの行いやすさや審美性を決定する要素になっています（図9）。インプラントの治療計画を考えるうえで、重要な要素となります。

インプラントの埋入深度と生物学的幅径の関連性については、Ericssonらがインプラントにアバットメントを接続し、1年後の支持骨がインプラント―アバットメント界面から約1mm減少したと報告しています（図10）[3]。

インプラントの埋入位置が深いと、深い骨縁下ポケットを形成し、自己メインテナンスを困難にします（図11）。P.13で述べたインプラント失敗の2つの原因のうち、「感染」に関連しており、将来的に問題が生じる危険性が高くなるのです。さらに、インプラントの周囲骨が薄い場合は、周囲組織の減少に繋がり、審美性が求められる前歯では深刻な問題が生じます（図12）。

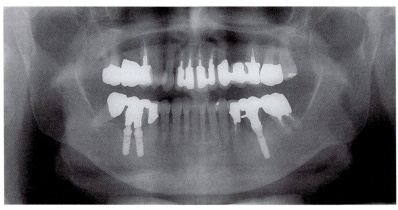

図❾　他院より転院された症例。下顎左右臼歯部にインプラントによる欠損補綴処置がされている。インプラント埋入深度が深く、隣在歯と比較すると垂直的な骨の段差が生じている

埋入深度と生物学的幅径—アバットメント接続1年後の支持骨の変化

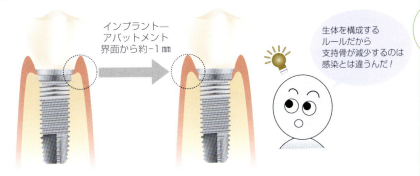

図⓾　インプラントの埋入深度と生物学的幅径の関係。アバットメント接続1年後にインプラント—アバットメント界面から支持骨が1mm吸収する

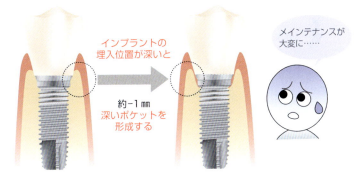

図⓫　インプラントの埋入深度が深いと深いポケットを形成し、感染に対するリスクが高くなる

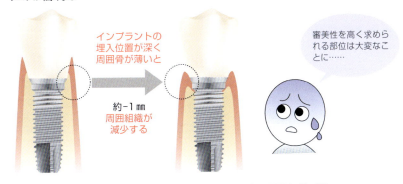

図⓬　インプラントの埋入深度が深く、周囲骨が薄い場合は周囲組織が退縮し審美性に問題が生じる

インプラント周囲の角化歯肉は必要なのか？

インプラント周囲粘膜を考察するうえでは、角化歯肉について知る必要があります。角化歯肉とは動かない組織で、それに対して口腔粘膜は動く組織です。天然歯でも付着歯肉に2mmの幅があることで、歯肉退縮のリスクが減少するといわれていました[4]。

しかしながら、その後、さまざまな議論がなされ[5〜8]、角化歯肉の有無は、歯肉の健康や歯周組織の高さとその維持にあたって重要ではないという結論に達しました。そして、歯肉歯槽粘膜手術の指針、つまり歯肉の幅を改善する手術を必要とする場合において、3つの事項が示されました(図13)[9]。

それでは、インプラント周囲の角化歯肉はどう考えればよいのでしょうか(図14)。時間軸に沿って解説したいと思います。

1995年にWarrerらが動物実験で、角化歯肉の喪失により、インプラント周囲の付着の喪失を促進させる可能性があることを報告しました[10]。1997年の他の動物実験で、インプラントの角化歯肉の喪失は、プラークが付着しているインプラント周囲組織に対して破壊的感受性を高めること

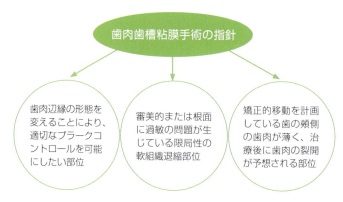

図❸ 歯肉歯槽粘膜手術の指針にて、3つの項目のどれにも当てはまらないときは行う必要はないことが示された(参考文献[9]より引用改変)

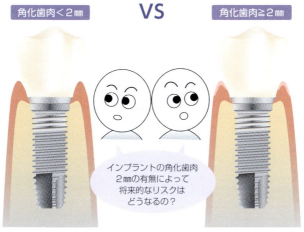

図⑭　インプラントの角化歯肉を考える

が示されました[11]。1996年と1997年には、臨床的なインプラントの角化歯肉の存在はインプラント周囲組織の健康と相関関係があるとも報告されています[12, 13]。

しかしながら、1994、1996、2001年には、天然歯と同様に良好な口腔衛生状態が保たれている場合は、角化歯肉の有無とインプラントの長期生存にほとんど影響を与えないという報告が出されています。

そこで最近の論文をもう少し検証してみると、2009年にオーバーデンチャーにおいて、インプラント周囲に2mmの角化歯肉のある症例とない症例を比較した結果、2mmの角化歯肉がない症例では、プラークの蓄積が高く、歯肉も炎症性になっていると報告されています[14]。

また同年に、5年間にわたりインプラント周囲粘膜に2mmの角化歯肉がない症例では、インプラント周囲粘膜炎発症の可能性が高く、退縮傾向にあると報告されています（**図15、16**）。

つまり、インプラント周囲粘膜の角化歯肉が2mm未満の場合は、インプラント周囲粘膜炎のリスクが高く、インプラント周囲粘膜の退縮を促進させる可能性が高いことになります（**図17**）。

インプラント治療を計画している部位の角化歯肉の幅を検証し、歯周病

のリスクが高い患者や、審美性を求められる部位に関しては、歯肉歯槽粘膜手術を行うことを検討する必要があります。

1998年にOnoらは、インプラント周囲で角化歯肉が喪失している症例に対して、歯肉歯槽粘膜手術を行い、獲得すべき角化歯肉の幅は5mm以上と報告しています（**図18**）[16]。

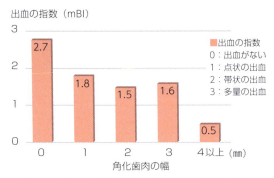

図⓯　インプラント周囲の角化歯肉とBOPの関係。角化歯肉がまったくない部位は炎症性が高い。角化歯肉の幅が4mm以上ある部位は炎症性が低い(参考文献[15]より引用改変)

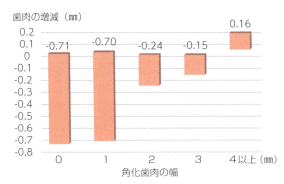

図⓰　インプラント周囲の角化歯肉と歯肉退縮の関係。角化歯肉の幅が2mm未満の部位は歯肉退縮の傾向が高い(参考文献[15]より引用改変)

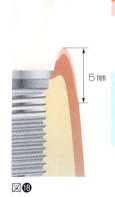

インプラント周囲に角化歯肉がない
歯肉が炎症性になるリスクが高くなる / 歯肉退縮を促進させる
メインテナンスが困難になる

インプラント周囲に角化歯肉が2mm以上ある
歯肉が炎症性になるリスクが低くなる / 歯肉退縮を回避させる
メインテナンスが有利になる

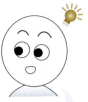

歯周病のリスクが高かったり、審美性が重要な所は角化歯肉についても考えなくては！

図⓱　インプラント周囲の角化歯肉の有無による影響

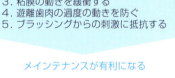

インプラント周囲の角化歯肉がない症例
歯肉歯槽粘膜手術

十分な5mm以上の角化歯肉を
獲得する必要がある

1. 深部組織への炎症の波及を防ぐ
2. 辺縁歯肉の退縮を防ぐ
3. 粘膜の動きを緩衝する
4. 遊離歯肉の過度の動きを防ぐ
5. ブラッシングからの刺激に抵抗する

メインテナンスが有利になる

5mmの角化歯肉を獲得するのは臨床的には大変そうだ！

図⓲

【参考文献】
1）特定非営利活動法人 日本歯周病学会編：歯周病患者におけるインプラント治療の指針2008. 医歯薬出版, 東京, 2009.
2）T Berglundh, J Lindhe：Dimension of the periimplant mucosa. Biological width revisited. J Clin Periodontol, 23(10)：971-973, 1996.
3）Ericsson I, Randow K, Glantz PO, Lindhe J, Nilner K：Clinical and radiographical features of submerged and nonsubmerged titanium implants. Clin Oral Implants Res, 5(3)：185-189, 1994.
4）Lang NP, Löe H：The relationship between the width of keratinized gingiva and gingival health. J Periodontol, 43：623-627, 1972.
5）Miyasato M, Crigger M, Egelberg J：Gingival condition in areas of minimal and appreciable width of keratinized gingiva. J Clin Periodontol, 4：200-209, 1977.
6）Wennström J, Lindhe J：Role of attached gingiva for maintenance of periodontal health. Healing following excisional and grafting procedures in dogs. J Clin Periodontol, 10(2)：206-221, 1983.
7）Wennström J, Lindhe J：Plaque-induced gingival inflammation in the absence of attached gingiva in dogs. J Clin Periodontol, 10(3)：266-276, 1983.
8）Wennström JL：Lack of association between width of attached gingiva and development of soft tissue recession. A 5-year longitudinal study. J Clin Periodontol, 14(3)：181-184, 1987.
9）Jan Lindhe：第2版 Lindhe 臨床歯周学. 医歯薬出版, 東京, 1992.
10）Warrer K, Buser D, Lang NP, Karring T：Plaque-inducedperiimplantitisinthe presence or absence of keratinized mucosa. An experimental study in monkeys. Clin Oral Implants Res, 6：131-138, 1995.
11）Hanisch O, Cortella CA, Boskovic MM, James RA, Slots J,Wikesjö UM：Experimental peri-implant tissue breakdown around hydroxyapatite-coated implants. J Periodontol, 68：59-66, 1997.
12）Brägger U, Bürgin WB, Hämmerle CHF, Lang NP:Associations between clinical parameters assessed around implants and teeth. Clin Oral Implants Res, 8：412-421,1997.
13）Block MS, Gardiner D, Kent JN, Misiek DJ, Finger IM, Guerra L：Hydroxyapatite-coated cylinder implants in the posterior mandible：10-year observations, Int J Oral Maxillofac Implants, 11：626-633, 1996.
14）Adibrad M, Shahabuei M, Sahabi M：Significance of the width of keratinized mucosaonthehealthstatusofthe supporting tissue around implants supporting overdentures. J Oral Implantol, 35(5)：232-237,

2009.
15) Schrott AR, Jimenez M, Hwang JW, Fiorellini J, Weber HP : Five-year evaluation of the influence of keratinized mucosa on periimplant soft-tissue health and stability around implants supporting full-arch mandibular fixed prostheses. Clin Oral Implants Res, 20(10) : 1170-1177, 2009.
16) Yoshihiro Ono, Myron Nevins, Emil G. Cappetta : The Need for Keratinized Tissue for Implants. Periodontal Therapy : Clinical Approaches and Evidence of Success, vol.1. Nevins and Mellonig, Quintessence Publishing, 1998.

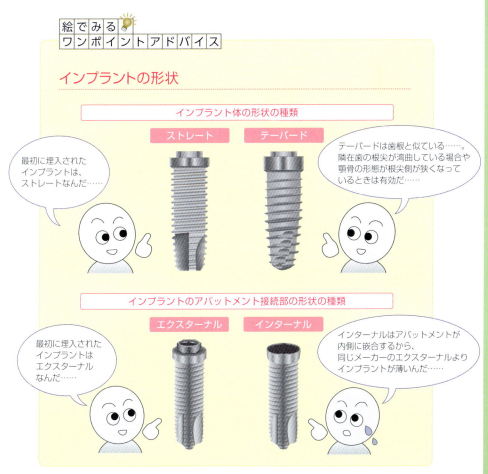

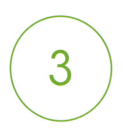

3
インプラントと天然歯の相違点を知ろう

メインテナンスで大切なことは、患者さんとインプラントに関する知識を共有することです。知識は患者さんとの会話を弾ませ、コミュニケーション力をアップさせます。
知識をメインテナンスに役立てましょう。

Q インプラントと天然歯の相違点とは？

Q インプラントと天然歯、どちらが感染しやすいか？

Q インプラントのプラークに対する抵抗性は？

Q インプラントのプロービング圧は天然歯と違う？
　プロービングは賛成？反対？

Q 歯根膜の何を理解すれば、インプラントと天然歯との
　決定的な違いがわかるのか？

Q インプラントと天然歯は、力に対してどちらが強いのか？

インプラントと天然歯の相違点とは？

 インプラントと天然歯の相違点を知ることは、共通点と同様に、われわれがインプラントを患者にどのように説明すればよいかを示すヒントになります（**図1**）。

インプラントと天然歯の相違点をわかりやすく説明することで、患者が何に注意すればよいかを理解できると思います。インプラントと天然歯の決定的な相違点は、歯根膜がないことです。このことを念頭において、インプラントと天然歯の周囲組織の相違点と力学的な比較を考察します。

インプラントと天然歯の周囲組織の相違点を**表1**にまとめました[1]。

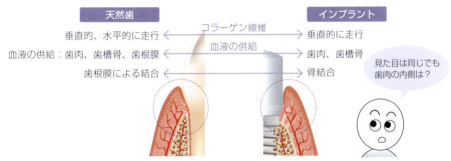

図❶ インプラントと天然歯の相違点を理解すれば、何に注意すべきかがみえてくる

表❶ インプラントと天然歯の周囲組織の相違点（参考文献 1, 2, 4, 5 より引用改変）

		天然歯		インプラント
結合組織の成分	コラーゲン含有量	歯肉	<	インプラント周囲粘膜
	線維芽細胞*	歯肉	>	インプラント周囲粘膜
コラーゲン線維の走行		歯根に垂直および平行		インプラントに平行
プローブ挿入時の抵抗性		歯肉	>	インプラント周囲粘膜
プラークに対する抵抗性		歯肉	>	インプラント周囲粘膜
セメント質の存在		あり		なし
歯槽骨との関係		歯根膜組織が介在		骨結合
血液供給		歯根膜、歯槽骨、歯肉		歯槽骨、歯肉

＊線維芽細胞：コラーゲン等を作り出す細胞

インプラントと天然歯、どちらが感染しやすいか？

 Berglundh らは、1991年にインプラントと天然歯の周囲軟組織について動物実験を行い、検証しました[2]。そのなかで結合組織成分をコラーゲン、線維芽細胞、血管構造、白血球、残留組織に分けて比率を検証しました（**図2**）。全体の比率のなかで、インプラントより天然歯のほうが、コラーゲンは少なく、線維芽細胞を多く含有していると報告しています。

線維芽細胞は全身の結合組織に存在し、組織に損傷があると損傷部へ移動し、大量のコラーゲンを作り出して組織の修復を助けます。天然歯は、線維芽細胞を多く含有しているため、炎症性になったときは、インプラントよりも抵抗性があるといえます。

歯肉溝とインプラント周囲溝では、それぞれの細菌叢は異なることが報告されています[3]。結合組織成分の線維芽細胞含有量が、天然歯とインプラントでは同量でないために抵抗性が異なり、その結果、細菌叢に差があるのかもしれません。

さらなる研究が行われ、インプラントと天然歯の細菌叢がなぜ異なるのか、それによって周囲骨の吸収に差が出るのか等の疑問が解明されることを期待したいと思います。

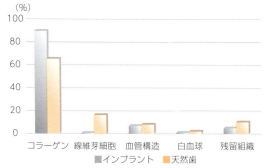

図❷ インプラントと天然歯の結合組織成分（参考文献[2]より引用改変）

インプラントのプラークに対する抵抗性は?

コラーゲン線維の走行は、天然歯では歯根に対して垂直および平行ですが、インプラントは平行にしか走行していません[2]。つまり、その状態では、細菌が容易に粘膜に侵入するといえます。

インプラントと天然歯のプラークに対する抵抗性を比較するため、1992年にLindheらは動物実験でインプラントと天然歯それぞれの歯頸部に綿繊維を結紮し、3週間後に綿繊維を取り除いて、1週間後にX線写真で実験前後の骨吸収を検証しました。その結果、インプラントは3.2mmの骨吸収に対し、天然歯は1.2mmの骨吸収が認められました[4]。

この実験結果からも、プラーク、つまり感染に対する抵抗性は、インプラントと天然歯を比較すると天然歯のほうが高いのです(**図3**)。

インプラントと天然歯の周囲組織―感染に対する抵抗性

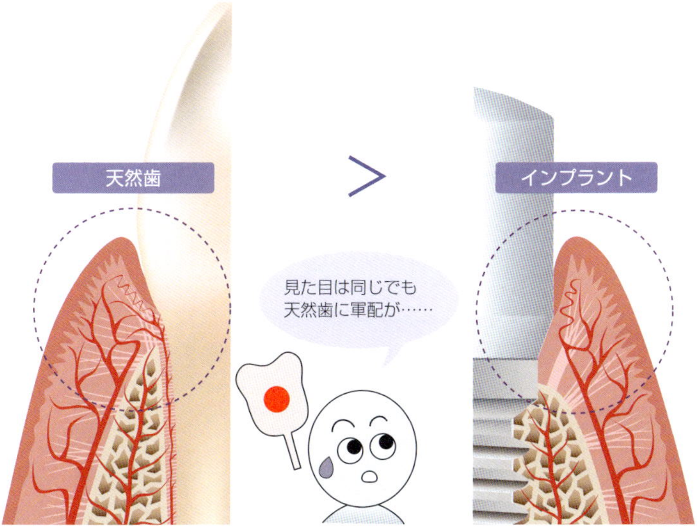

図❸　天然歯はインプラントよりも感染に対する抵抗性が高い

インプラントのプロービング圧は天然歯と違う？ プロービングは賛成？ 反対？

 この問題は、インプラントと天然歯のプローブ挿入時の抵抗性に関連しています[5]。インプラントへのプロービングについては、臨床的には賛否両論があります（図4）。インプラント周囲溝のプロービングは、歯周靭帯がないために結合組織を損傷する危険性があるからです（図5）。

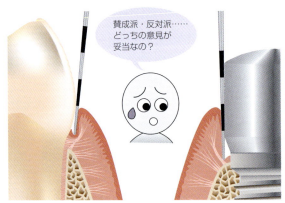

図❹ インプラントのプロービングに賛成？ 反対？

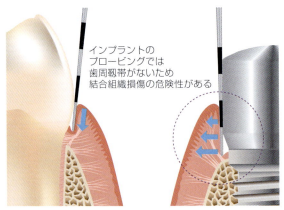

図❺ インプラントと天然歯のプロービングの比較

それに伴い、プローブ挿入時の抵抗性は、天然歯よりも低いため、インプラント周囲溝に対するプローブ圧は天然歯よりも弱い約15g重で行うことも報告されています（**表2**）[6,7]。

　臨床的にはどうすればよいのでしょうか。筆者らは、炎症がある場合はX線写真での診査後、慎重にプロービングを行いますが、健康な場合は不用意に行わないことを院内ルールにしています（**図6**）。

表❷　インプラントと天然歯のプロービング（参考文献[6,7]より引用改変）

	天然歯	インプラント
コラーゲン線維の走行	歯根に垂直および平行	インプラントに平行
セメント質の存在	あり	なし
歯槽骨との関係	歯根膜組織が介在　＞	骨結合
プローブ挿入時の抵抗性	歯肉　＞	インプラント周囲粘膜
プロービング圧	約25g重（0.25N）	約15g重（0.15N）

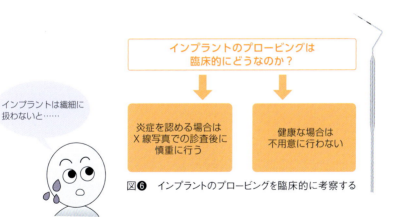

図❻　インプラントのプロービングを臨床的に考察する

歯根膜の何を理解すれば、インプラントと天然歯との決定的な違いがわかるのか？

インプラントには、天然歯に存在するセメント質がありません。また、歯根膜もないため、インプラントは骨に直接結合、つまりオッセオインテグレーションしています。繰り返しになりますが、インプラントと天然歯の最大の相違点は歯根膜の有無です。「歯根膜とは何か？」を知ることは、インプラントと天然歯の相違点を理解する鍵となるのです（図7）。

これらの知識をきちんと備えることは、インプラントと天然歯を比較した場合に、感染と力に対するリスクの有無を考えるヒントになります。これはP.13で述べたインプラント失敗の原因にもかかわる内容です。

そこで遡って脊椎動物の形態と機能の進化について考察します。歯根膜はすべての脊椎動物にある組織ではありません。哺乳類（ワニを含む）以外にはないのです。

最初の脊椎動物は無顎類で、現存している代表的な動物はヤツメウナギです。顎がなく、角質歯という爪のような歯があります。

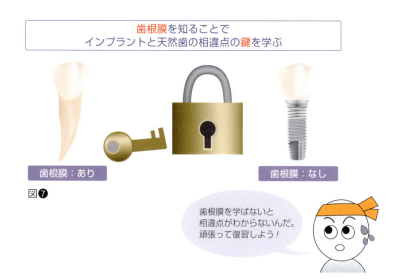

図❼

その後、すでに絶滅していますが、棘魚類から初めて顎が発生したことによって、能動的に活動する動物に進化しました。それから軟骨魚類として代表的なサメやエイなどで、歯が線維性結合となり、さらに進化した硬骨魚類、両生類、爬虫類（ワニ以外）では骨性結合となりました。骨性結合ということはインプラントと同様といえます。

　そして、哺乳類（ワニを含む）から歯は歯根膜によって結合しています（**図8**）[8]。

　歯根膜の有無による機能の違いとしては、爬虫類以下にとって、歯は捕食のためにありますが、哺乳類には咀嚼という機能が加わりました。それによって、歯の形態も魚類、両生類、爬虫類は同型歯性だったものが、哺乳類で初めて異型歯性となり、前歯で物を捕らえ、臼歯で咀嚼するという機能が異なる歯の形態を獲得したのです。

　歯の形態が異なるだけではありません。爬虫類以下は多生歯性といって、ある程度の期間使用すると歯が骨結合から脱落し、次々と後継の歯に置き換わります。哺乳類は一生歯性（1回歯が萌出）、または二生歯性（2回歯が萌出）で、多くても1回しか後継の歯に置き換わりません（**表3**）[8]。

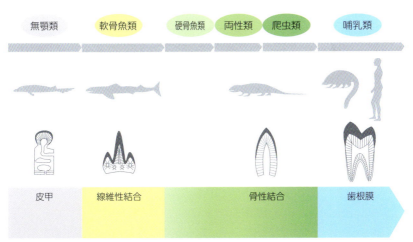

図❽　脊椎動物の進化の過程。歯根膜が存在するのは哺乳類（ワニを含む）以上（参考文献[8]より引用改変）

表❸　爬虫類と哺乳類の歯の比較(参考文献[8]より引用改変)

	爬虫類	哺乳類
歯の形態	同型歯性	異型歯性
	一般に単錐歯型	一般に切歯・犬歯・小臼歯・大臼歯
歯の交換	多生歯性	二生歯性または一生歯性
歯の結合様式	骨性結合	歯根膜による結合
歯の機能	捕食	咀嚼（口腔消化）

　仮説ですが、歯が長期間の使用に耐えられるように、歯根膜による結合様式になっているのではないでしょうか。

　歯の進化から結合様式を考察すると、インプラントは多生歯性と同様になり、長期間の使用に耐え得る天然歯の歯根膜による結合様式とは異なります。これは、インプラントが感染だけでなく、力に対してはどうかを考察するヒントになるかもしれません。インプラントと天然歯の力に対する考察は、P.43で述べます。

　歯根膜組織は、線維（主線維、弾性線維）、線維芽細胞、骨芽細胞、セメント芽細胞、マラッセ残存上皮、血管、神経から成り立っています。歯根膜内の線維芽細胞はコラーゲンを作り出しています。その歯根膜のコラーゲンは、皮膚よりも8倍、歯肉では2倍の速度で代謝します[9]。それだけ代謝速度が速いということは、歯根膜は過酷な環境に耐えられる組織といえるのではないのでしょうか。

　さらに歯根膜には、骨芽細胞を含んでいることで骨を作り出す能力が備わっており、血管や神経を含んでいることでの支持や緩衝能のみならず、知覚能（触覚、圧覚、痛覚）、栄養能、維持能があるのです[10,11]。たとえば、失活歯でも感圧能力（咬む圧等を認知する能力）はありますし、歯が脱落しないのも、歯根膜が存在しているからなのです。

インプラントと天然歯は、力に対してどちらが強いのか?

インプラントと天然歯の力学的な比較について、**表4**にまとめました[12～14]。被圧変位量（力が加わったときの組織の変形や移動の量）[12]については、歯根膜が存在しないインプラントに咬合圧が加わっても、天然歯の約1/5程度しか沈まないのです。それは受けた力に対して、同等に沈まないということです。

したがって、治療計画を立てるときにインプラントと天然歯を上部構造で連結することは避けたほうがよいといえます。さらに咬合の精度も、被圧変位量が少ないインプラントでは、天然歯よりも厳しくみる必要があり

表❹　インプラントと天然歯の力学的な比較

	インプラント	天然歯
被圧変位量	5μm	28μm
感圧能力	垂直圧　284.3g 水平圧　307.9g	垂直圧　13.9g 水平圧　13.4g
付与すべき咬合の精度	12μm以内	20μm以内
病的変化を起こす咬頭干渉	180μm	300μm

（被圧変位量[12]、感圧能力[13]、咬合の精度、病的変化を起こす咬頭干渉[14] より引用）

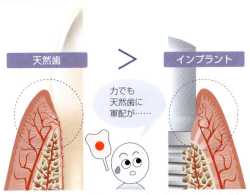

図❾　天然歯はインプラントよりも力に対する抵抗性が高い

ます。

　インプラントと天然歯の感圧能力を比較すると、垂直的には天然歯の約1/20で、水平的には約1/23程度しかありません[13]。圧を感じる能力がインプラントのほうが鈍いのです。しかしながら、病的変化を起こす咬頭干渉は、約1.7倍高いのです[14]。

　つまり、インプラントのほうが天然歯よりも力に対するリスクが高いのです。P.13で述べた「インプラント失敗の原因の90％が咬合である」ことが納得できると思います（図9）。

　インプラントと天然歯の相違点を解説し、インプラントに歯根膜と歯周靱帯がないことが、力と感染について、どのような影響があるかを考察しました。治療後、天然歯と同じように見えても、歯根膜がないことによる違いを理解し、治療に携わることが大切です（図10〜13）。

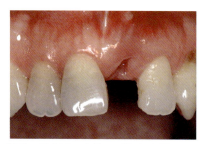

図❿　2000年、女性・47歳。1欠損

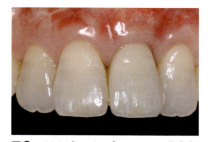

図⓫　2002年、インプラントによる修復処置後。骨移植を行い、審美性も考慮した治療を行った

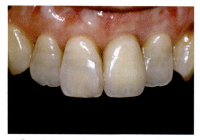

図⓬　術後9年（2011年）、インプラント周囲組織に退縮がなく安定しているが、天然歯と異なることを理解したうえでみることが大切である

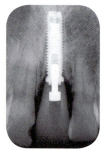

図⓭　同症例のX線写真。ブローネマルクシステムインプラント初代鏡面研磨加工によるインプラントを応用している

【参考文献】
1) 特定非営利活動法人 日本歯周病学会編：歯周病患者におけるインプラント治療の指針2008. 医歯薬出版, 東京, 2009.
2) Berglundh T, Lindhe J, Ericsson I, Marinello CP, Liljenberg B, Thomsen P：The soft tissue barrier at implants and teeth. Clin Oral Implants Res, 2(2)：81-90, 1991.
3) Gerber J, Wenaweser D, Heitz-Mayfield L, Lang NP, Persson GR：Comparison of bacterial plaque samples from titanium implant and tooth surfaces by different methods. Clin Oral Implants Res, 17(1)：1-7, 2006.
4) Lindhe J, Berglundh T, Ericsson I, Liljenberg B, Marinello C：Experimental breakdown of periimplant and periodontal tissues. A study in the beagle dog. lin Oral Implants Res, 3(1)：9-16, 1992.
5) Ericsson I, Lindhe J：Probing depth at implants and teeth. An experimental study in the dog. J Clin Periodontol, 20(9)：623-627, 1993.
6) Lang NP, Nyman S, Senn C, Joss A：Bleeding on probing as it relates to probing pressure and gingival health. J Clin Periodontol, 18(4)：257-261, 1991.
7) Gerber JA, Tan WC, Balmer TE, Salvi GE, Lang NP：Bleeding on probing and pocket probing depth in relation to probing pressure and mucosal health around oral implants. Clin Oral Implants Res, 20(1)：75-78, 2009.
8) 後藤仁敏, 大泰司紀之（編）：歯の比較解剖学. 医歯薬出版, 東京, 1986.
9) Antonio Nanci（編著）：原著第6版 Ten Cate 口腔組織学. 医歯薬出版, 東京, 2006.
10) 和泉博之, 浅沼直和（編）：ビジュアル 生理学・口腔生理学 第2版. 学建書院, 東京, 2008.
11) 井上 孝（編著）：臨床歯科エビデンス 病態からみた発生. 南山堂, 東京, 2005.
12) MischCE：Occlusalconsiderations forimplant-supportedprostheses. In"Contemporary implant dentistry." 2nd ed, St. Louis, pp. 609-628, 1999.
13) Mühlbradt L, Ulrich R, Möhlmann H, Schmid H：Mechanoperception of natural teeth versus endosseous implants revealed by magnitude estimation. Int J Oral Maxillofac Implants, 4（2）：125-130, 1989.
14) 保母須弥也, 細川 恒：インプラントの咬合. クインテッセンス出版, 東京, 93, 2006.

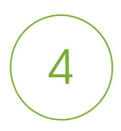

そもそも歯が欠損した原因を探ろう

インプラントの成功とは、治療結果が良好な状態で長持ちすることです。歯を失った原因を放置したままインプラントを行っても、決して長期的に良好な結果は得られないでしょう。
歯を失う原因の一つである、力について考えましょう。

- Q 歯の欠損が起きる原因は何か？
- Q 歯周病の原因菌はインプラントに感染するのか？
- Q 咀嚼時の咬合圧とブラキシズムの咬合圧はどちらが強いのか？
- Q 咬合性外傷とは何か？
- Q 病的な咬頭干渉において、インプラントと天然歯では力の差はあるのか？
- Q 咬合の安定に必要な3つの圧は何か？
- Q 欠損の原因の検証項目は？

歯の欠損が起きる原因は何か？

 インプラント治療が必要な理由として、すでに欠損している、または抜歯し欠損になる部位があることが挙げられます。そこで、原点に立ち返って考察します（図1）。

 2005年に約2,000軒の歯科医院で行われた永久歯の抜歯原因調査によると、抜歯の原因で最も多いのが歯周病です。また、年齢が高くなるにしたがって、歯周病が原因で歯を失う割合が高くなるとも報告されています（図2）[1]。P.13でインプラントの失敗の原因が感染による場合は、歯周病原細菌が多く検出される報告[2]があることを述べました。

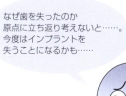

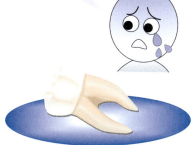

図❶　欠損になった原因を考えよう！

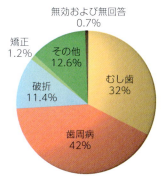

図❷　抜歯の原因。2005年に約2,000軒の歯科医院で行われた調査結果によると、全年齢での抜歯の原因で最も多いのは歯周病である。年齢が高くなるにしたがって、歯周病が原因で歯を喪失する割合が高くなる（参考文献[1]より引用改変）

歯周病の原因菌はインプラントに感染するのか？

まずは歯周病原細菌について述べます。成人性歯周病原細菌を共凝集別に分類すると**図3**になります[3]。1996年にWorld Workshop in Clinical Periodonticsにおいて、歯周病原細菌のなかの*Porphyromonas gingivalis*、*Tannerella forsythensis*（レッドコンプレックスに分類）、*Aggregatibacter actinomycetemcomitans*（グリーンコンプレックスに分類）[4, 5]は、歯周炎にとくに関連があると認知されました（**表1**）[6〜8]、（**図4**）[9]。

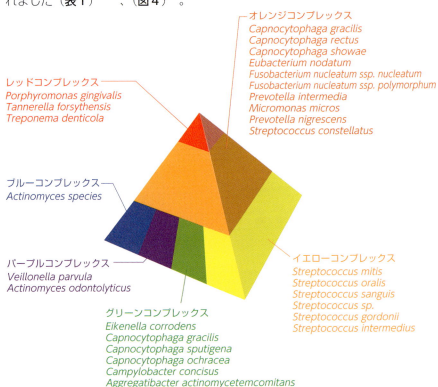

図❸ 成人性歯周病の原因菌。成人性歯周炎の深いポケットに棲息している歯周病原細菌を共凝集別に分類（参考文献[3]より引用改変）

表❶　主要な歯周病原細菌の特徴(参考文献6〜8)より引用改変)

Porphyromonas gingivalis	黒色色素産生性嫌気性桿菌。外膜に密接した莢膜を有するため食細胞の作用に抵抗性を示す。付着にかかわる因子として、線毛、菌体表層の小胞(vesicle)。病原因子として、LPS、コラゲナーゼ、トリプシン様酵素を有する。成人性歯周炎患者の歯周ポケットから高頻度にかつ多数分離され、同患者の歯周局所では、本菌に対する免疫応答がみられ、血清中には特異抗体の産生がみられる。
Tannerella forsythensis	ボストンにあるForsythus Dental Centerで分離された。グラム陰性嫌気性菌。液体培地での発育は悪く、生化学的性状はあまりあきらかでない。成人性歯周炎のとくに進行期に病変の活動部位で高率に分離されることが多い。*P.gingivalis*と同様にトリプシン様酵素を産生する。本菌は*P.gingivalis*と共凝集する。
Aggregatibacter actinomycetemcomitans	通性嫌気性のグラム陰性桿菌。莢膜や鞭毛はなく、運動性もない。外毒素であるロイコトキシンを産生する株がある。ロイコトキシンは、ヒト多形核白血球や単球に細胞毒性を示す。ロイコトキシンは生体の免疫防御機構を回避する作用を有する。若年性歯周炎(現分類:侵襲性歯周炎)との間に強い関連性があるといわれている。

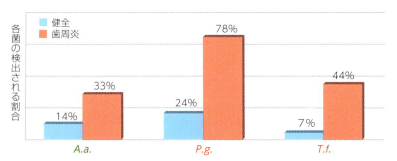

図❹　主要な歯周病原細菌。健康な歯肉溝と歯周病に罹患している歯肉溝の細菌を比較したところ、歯周病関連菌の主要な菌であるといわれている(参考文献5)より引用改変)

残存歯が歯周病に感染している場合は、これらの歯周病原細菌がインプラントに付着し、繁殖するのです[10,11]。また、歯周病の既往歴がある患者は、インプラント周囲骨の吸収が有意に高いこと[12~14]、インプラントの失敗率が高いことも報告されています[15~17]。

　ただし、歯周病の既往歴がある患者でも、術前から徹底した歯周基本治療と術中および術後のプラークコントロール、3ヵ月ごとのメインテナンスを行えば、インプラント治療が可能であることが報告されています[18]。つまり、歯周病を有する症例では、インプラント治療を行う前に、少なくとも歯周病の治療を終了させる必要があることをわれわれは認識しなくてはなりません（図5、6）。

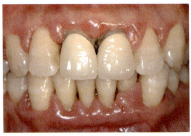
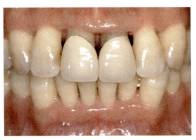

図❺　32歳・女性、歯周基本治療前。著しい歯肉の腫脹が認められる。術前に感染症に罹患していることを伝え、歯周基本治療の必要性と術後の歯肉退縮を合わせて説明することが重要である

図❻　歯周基本治療後。患者の理解が得られ、健全な歯周組織に改善された。感染症は病気であり、審美性は病気があるうえでは成り立たないことを伝えるのも歯科衛生士の職務

Q 咀嚼時の咬合圧とブラキシズムの咬合圧はどちらが強いのか？

　歯を失う原因の3番目が破折であることも注目すべきポイントです。これはインプラントの失敗の原因、力に繋がります。力で最も問題なのはパラファンクション（口腔悪習癖）を有する患者です。ここではブラキシズム（歯ぎしり）やクレンチング（食いしばり）について考察します。

睡眠時のブラキシズムにおける咬合力の研究によると、平均値が22.5 kgfであり、最大値81.2kgfと報告しています。そのなかで覚醒時の最大咬合力を超える数値が観察されたことも報告しています[19]。

　咀嚼時の咬合圧について、1956年にAndersonは、ビスケット、人参、肉の３種の食材で実験を行った結果、最大値12kg、平均値では0.3～1.8 kgと報告しています[20, 21]。咬合圧を平均値で考察すると、睡眠時のブラキシズムは咀嚼時よりも約20倍高いことが理解できます（**図7**）。

　ブラキシズムやクレンチングを疑う必要がある口腔内所見として、咬耗、破折、金属製修復物のシャイニングポイント、楔状欠損、骨隆起、舌圧痕（舌の辺縁に認められる歯列の圧痕）、頰粘膜圧痕（頰粘膜の咬み痕）等があります。これらのうち一つでも認められる場合は、警戒しなくてはなりません（**図8、9**）。

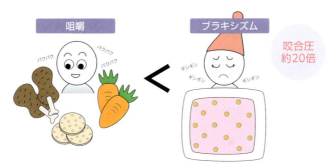

図❼　咀嚼とブラキシズムの咬合圧の比較

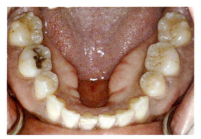

図❽　40歳・女性。下顎最後臼歯に違和感を生じ来院したブラキシズムが疑われる症例。咬耗と著しい骨隆起が認められる

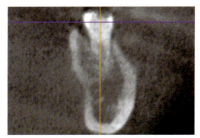

図❾　図8の⁊頰舌面のCT画像。支持骨の喪失と骨縁下ポケットが認められる。力に対するリスクが高く、歯周治療のみでの改善は困難と考えられる

咬合性外傷とは何か？

 咬合性外傷の定義は、過度の咬合力による付着器官や歯の損傷です。咬合性外傷は、一次性と二次性と複合性に分けられます（図10～12）。

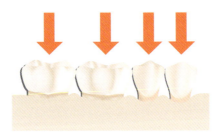

図❿　一次性咬合性外傷。正常な支持組織を有する1歯、または数歯に過度な咬合力が加わった結果、生じた損傷

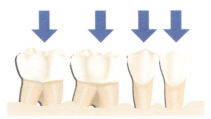

図⓫　二次性咬合性外傷。歯周組織の支持が不十分な1歯、または数歯に正常な咬合力が加わった結果、生じた損傷

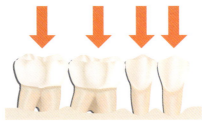

図⓬　複合性咬合性外傷。歯周組織の支持が不十分な1歯、または数歯に異常な咬合力が加わった結果、生じた損傷

病的な咬頭干渉において、インプラントと天然歯では力の差はあるのか？

図13、14に咬合性外傷の臨床的指標とX線上の指標を示します[22]。力が歯周組織に及ぼす影響について検証すると、1976年にKantor Mらは、歯に加わる力はどのような力でも付着器官(セメント質、歯根膜、骨)に病理学的影響を与える可能性があり、歯へ持続的に一定の力が加えられても、その周囲の歯周組織の適応範囲内ならば、付着器官に生じた咬合性外傷病変は、時間の経過とともに創傷の治癒が生じ、消失すると報告しています[23]。

つまり、適応範囲内であれば自然治癒しますが、適応外の場合は病的変化を起こすことになるのです。P.43で考察した病的咬頭干渉と咬合の

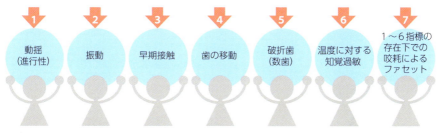

図⓭ 咬合性外傷の臨床的指標。7つの指標のうち、1つまたは複数含まれる(参考文献[22]より引用改変)

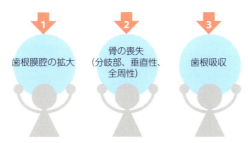

図⓮ 咬合性外傷のX線上の指標。3つの指標のうち、1つまたは複数含まれる(参考文献[22]より引用改変)

精度を考慮する必要があります（**表2**）。さらに咬合性外傷と歯周治療が歯周組織に及ぼす影響については、Paul A Ricchettiによると、咬合性外傷は炎症の改善のみを行っても改善されないと報告しています（**表3**）[24]。

　質の高い医療を提供しようと考えるならば、力に対するリスクを回避することが必要です。つまり、長期的な咬合の安定に何が関与するかを知る必要があるのです。咬合についても知識を身につけることで、個々の症例の力に対するリスクを抽出できるのです（**図15**）。

表❷　天然歯とインプラントの咬合

	天然歯	インプラント
付与すべき咬合の精度	20μm	12μm
病的変化を起こす咬頭干渉	300μm	180μm

（保母須弥也, 細川惓：インプラントの咬合. クインテッセンス出版, 東京, 93, 2006.より引用改変）

表❸　咬合性外傷と歯周治療が歯周組織に及ぼす影響（参考文献[24]より引用改変）

治療	動揺度	骨量／骨の高さ	付着のレベル	歯周ポケット
健康				
Ⅰ 咬合性外傷の改善	減少	改善／改善	変化なし	変化なし
歯肉炎				
Ⅰ 咬合性外傷の改善	減少	改善／改善	変化なし	変化なし
Ⅱ 炎症の改善	減少または変化なし	改善／改善なし	変化なし	変化なし
Ⅲ 咬合性外傷と炎症の改善	減少	改善／改善なし	変化なし	変化なし
歯周炎				
Ⅰ 咬合性外傷の改善	減少	改善なし／改善	変化なし	変化なし
Ⅱ 炎症の改善	減少または変化なし	改善／改善なし	改善または変化なし	減少
Ⅲ 咬合性外傷と炎症の改善	減少	改善／改善	改善または変化なし	減少
回復した健康				
Ⅰ 咬合性外傷の改善	減少	改善／改善	変化なし	変化なし

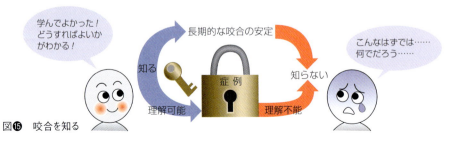

図⓯　咬合を知る

咬合の安定に必要な3つの圧は何か?

長期的な咬合の安定には、機能圧、生体圧、異常機能圧の3つの圧[25]を考察しなければなりません(**図16**)。

1つめの機能圧には、咀嚼圧と嚥下圧の2つがあります。歯に対する機能圧は、歯根膜の側方圧の疼痛閾値が長軸圧の1/3程度の閾値しかないことから、側方圧を避け、長軸方向へ作用することが望ましいのです。つまり、歯は長軸圧には耐えやすいものの側方圧には弱いのです。これは歯軸が傾斜している場合は、側方圧が常にかかることになるため、リスクが高まることも認識しなくてはなりません(**図17**)。

日常臨床のなかでも、歯列不正、歯の欠損、智歯などによって、歯軸に

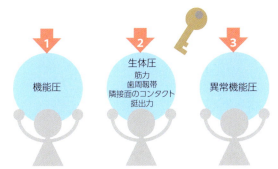

図⓰ 長期的な咬合の安定。3つの圧が鍵になる(参考文献[25]より引用改変)

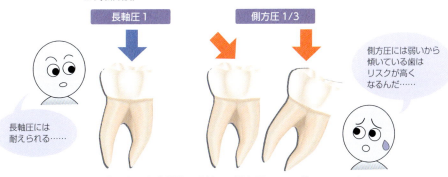

図⓱ 歯の疼痛閾値。長軸圧と側方圧(参考文献[25]より引用改変)

傾斜がある場合はプラークコントロールをどのように行うかだけでなく、側方圧についても診る必要があります。臼歯が正常歯列の場合は、歯の長軸方向に咬合圧が加わりますが、前歯では側方圧になります。臼歯と前歯では力の方向が異なるのです。咬頭嵌合位で臼歯が全体的に接触し、前歯が10〜20μmほど咬合接触しない状態、つまり、アンテリアカップリングが獲得されていることが、側方圧の回避という観点からも大切です（図18）。

　もう少し咬合について考察すると、下顎が側方へ運動したときは、臼歯が離開（ポステリアディスクルージョン）するように、前歯の誘導（アンテリアガイダンス）で咬合性外傷による過大な応力から臼歯が保護されています（図19）。

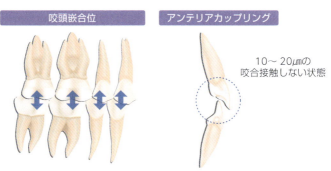

図⓲　咬合関係。臼歯の咬頭嵌合位と前歯のアンテリアカップリング

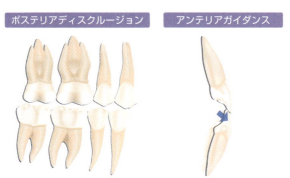

図⓳　咬合関係。臼歯のポステリアディスクルージョンと前歯のアンテリアガイダンス

臼歯の長軸方向への咬合圧は、近遠心的と頬舌的に安定した咬合接触が付与されることによって獲得できます。ただし、機能時は多様な方向へ圧が加わるため、歯は長軸方向だけではなく、水平方向へ動揺することも理解しなくてはなりません。

　2つめの生体圧は、筋力、歯周靱帯、隣接面のコンタクト、挺出力の4つが挙げられます。まず、筋力は歯列弓の決定の要素となっています。口唇と頬は内側方向へ、舌は外側方向へと力が拮抗することでバランスが保たれています。たとえば、悪習癖として弄舌癖が開咬などの歯列不正の原因となることは知られていると思います（図20）。

　歯周靱帯、隣接面のコンタクト、挺出力は歯列の安定の要素になっています。歯周靱帯、つまり健全な歯周組織に支持された歯は容易に移動せずに安定していますが、炎症性になると歯が動揺し移動を生じます（図21、22）。このことで歯列不正となり、咬合が不安定になる要因となります。

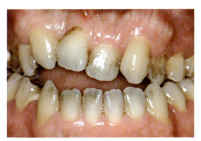

図⑳　45歳・男性。開咬の症例。弄舌癖が疑われる

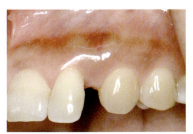

図㉑　39歳・女性。歯間離開が進行性になり来院した症例

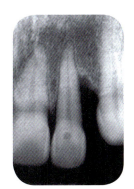

図㉒　図21のX線写真。|2に垂直的な骨吸収が認められる。歯周靱帯が炎症性になり、歯の移動が生じた

隣接面のコンタクトは、たとえば第１大臼歯を抜歯後に放置すると、第２大臼歯が近心傾斜することはよく知られています（図23、24）。このような歯の喪失による移動も、咬合の安定を損なう要因となっています。

　挺出力は垂直的な歯や顎堤の移動によるものです。歯は対合歯があることで歯列が保たれているので、歯を喪失すると歯や顎堤も挺出します。隣接面のコンタクトの喪失や挺出力のある状態で、歯周靱帯に炎症性があると、歯は容易に移動します（図25）。

　３つめは異常機能圧です。これはP.50で述べたパラファンクションによる機能時以外の力のことで、治療中も治療後も最も咬合を不安定にさせる要素です（図26、27）。

　表４に長期的な咬合の安定を確立する要件についてまとめました[25]。これらの知識は日常のメインテナンスにも役立ちます。

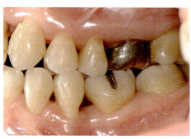

図❷　35歳・女性。5̲が欠損したことにより後方のすべての臼歯の歯軸が傾斜している。5̲の咬頭が4̲と6̲の歯間に嵌入し、食片の圧入を起こしやすい位置関係となっている

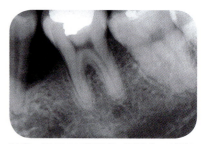

図❷　図23のX線写真。4̲遠心から6̲の近心に垂直的な骨吸収が認められる。対合関係による食片圧入、隣接面のコンタクトの喪失や歯軸の傾斜などの複合的要素により、歯周病の進行を加速させたと考えられる

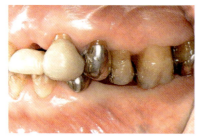

図❷　50歳・女性。左下臼歯の長期的な欠損により、左上臼歯が下顎の顎堤を嵌合に至るまで挺出している

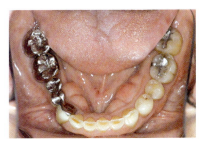

図㉖ 54歳・男性。異常機能圧が認められる症例。前歯も含めて咬耗があり、骨隆起も認められる

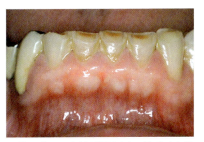

図㉗ 著しい咬耗が認められ、治療中も治療後も力の管理が困難な症例。患者に異常機能圧があることを説明するのも歯科衛生士の役割である

表❹ 長期的な咬合の安定を確立する要件(参考文献[25]より引用改変)

機能圧	生体圧	異常機能圧
咀嚼圧と機能圧	筋力（唇頬舌方向） 歯列弓形態の決定要素	夜間のブラキシズム
歯根膜の疼痛閾値と咬合 ・長軸圧：側方圧＝1：1/3	歯周靱帯（唇頬舌方向） 歯列の決定要素	強い咬合力 長時間の持続 側方圧 歯周組織の状態
歯の長軸方向の咬合圧 ・近遠心的安定 ・頬舌的安定	隣接面のコンタクト（唇頬舌方向） 歯列の決定要素	
機能時の歯の同様 ・長軸方向 ・水平方向	挺出力（垂直方向） 歯列の決定要素 ・歯の挺出 ・歯周組織の挺出 ・顎堤の挺出	咬耗 動揺 歯の移動

欠損の原因の検証項目は?

歯を失う原因について、インプラントの失敗と関連性に焦点をあてて考察してきました。われわれは、歯を失う原因（P.47 図2）の少なくとも50％以上が、インプラントの失敗の原因にも関連していることを認識しなくてはなりません。また、インプラントと天然歯を比較すると、インプラントのほうが感染にも力にも抵抗性が劣るとP.36、43で解説しました。

したがって、インプラントの治療を成功に導くためには、なぜ欠損が起

きたのかを症例ごとに検証し、天然歯よりも慎重な治療計画を考える必要があります。検証する項目は、感染と力に関連するすべてです。感染は歯内療法由来と歯周治療由来に関連することを抽出します。力は咬合由来に対するリスクを抽出します。また、治療計画を考察するときに現在の年齢と平均寿命（男性80.21歳、女性86.61歳）[26]も考慮する必要があります。

【参考文献】
1) 財団法人 8020推進財団：永久歯の抜歯原因調査（2005年3月）.
2) Rosenberg ES, Torosian JP, Slots J：Microbial differences in 2 clinically distinct types of failures of osseointegrated implants. Clin Oral Implants Res, 2(3)：135-144, 1991.
3) Sigmund S. Socransky, Anne D. Haffajee：Dental biofilms：difficult therapeutic targets. Periodontology 2000, 28：12–55, 2002.
4) Consensus report. Periodontal diseases：pathogenesis and microbial factors. Ann Periodontol, 1(1)：926-932, 1996.
5) Ledder RG, Gilbert P, Huws SA, Aarons L, Ashley MP, Hull PS, McBain AJ：Molecular Analysis of the Subgingival Microbiota in Health and Disease. Appl Environ Microbiol, 73(2)：516-523, 2007.
6) 吉村文信：1 Porphyromonas gingivalis 線毛の分子生物学. 歯周病学最前線, ヒョーロン・パブリッシャーズ, 東京, 2000：164-170.
7) 齊藤 徹：4 Bateroides forsythus の病原性. 歯周病学最前線, ヒョーロン・パブリッシャーズ, 東京, 2000：181-185.
8) 山下喜久：3 Actinobacillus actinomycetemcomitans の病原性. 歯周病学最前線, ヒョーロン・パブリッシャーズ, 東京, 2000：177-181.
9) Ledder RG, Gilbert P, Huws SA, Aarons L, Ashley MP, Hull PS, McBain AJ：Molecular Analysis of the Subgingival Microbiota in Health and Disease. Appl Environ Microbiol, 73(2)：516-523, 2007.
10) Quirynen M, Listgarten MA：Distribution of bacterial morphotypes around natural teeth and titanium implants ad modum Brånemark. Clin Oral Implants Res, 1(1)：8-12, 1990.
11) Papaioannou W, Quirynen M, Van Steenberghe D：The influence of periodontitis on the subgingival flora around implants in partially edentulous patients. Clin Oral Implants Res, 7(4)：405-409, 1996.
12) Matarasso S, Rasperini G, Iorio Siciliano V, Salvi GE, Lang NP, Aglietta M：A 10-year retrospective analysis of radiographic bonelevel changes of implants supporting singleunit crowns in periodontally compromised vs. periodontally healthy patients. Clin Oral Implants Res, 21(9)：898-903. 2010.

13) Aglietta M, Siciliano VI, Rasperini G, Cafiero C, Lang NP, Salvi GE：A 10-year retrospective analysis of marginal bone-level changes around implants in periodontally healthy and periodontally compromised tobacco smokers. Clin Oral Implants Res, 22(1)：47-53. 2011.
14) Roccuzzo M, De Angelis N, Bonino L, Aglietta M：Ten-year results of a three-arm prospective cohort study on implants in periodontally compromised patients. Part 1：implant loss and radiographic bone loss. Clin Oral Implants Res, 21(5)：490-496, 2010.
15) Karoussis IK, Salvi GE, Heitz-Mayfield LJ, Brägger U, Hämmerle CH, Lang NP：Longterm implant prognosis in patients with and without a history of chronic periodontitis：a 10-year prospective cohort study of the ITI Dental Implant System. Clin Oral Implants Res, 14(3)：329-339, 2003.
16) Mengel R, Behle M, Flores-de-Jacoby L：Osseointegrated implants in subjects treated for generalized aggressive periodontitis：10-year results of a prospective, longterm cohort study. J Periodontol, 78(12)：2229-2237, 2007.
17) Rosenberg ES, Cho SC, Elian N, Jalbout ZN, Froum S, Evian CI：A comparison of characteristics of implant failure and survival in periodontally compromised and periodontally healthy patients：a clinical report. Int J Oral Maxillofac Implants, 19(6)：873-879, 2004.
18) Ellegaard B, Baelum V, Karring T：Implant therapy in periodontally compromised patients. Clin Oral Implants Res, 8(3)：180-188, 1997.
19) 西川啓介, 板東永一, 中野雅徳：睡眠時ブラキシズムにおける咬合力の研究. 補綴誌, J Jpn Prosthodont Soc. 42：740-746, 1998.
20) Anderson DJ：Measurement of stress in mastication. I. J Dent Res, 35(5)：664-670,1956.
21) Anderson DJ：Measurement of stress in mastication. II. J Dent Res, 35(5)：671-673,1956.
22) アメリカ歯周病学会編：AAP 歯周疾患の最新分類. クインテッセンス出版, 東京, 2001.
23) Kantor M, Polson AM, Zander HA：Alveolar bone regeneration after removal of inflammatory and traumatic factors. J Periodontol, 47(12)：687-695, 1976.
24) Paul A. Ricchetti, DDS, MScD：Treatment of the periodontium affected by occlusal traumatisum. Periodontal Therapy. Clinical Approaches and Evidence of Success, vol. 1. Nevins and Mellonig, Quintessence,1998.
25) 岩田健男：増補改訂版 日常臨床のためのオクルージョン. クインテッセンス出版, 東京, 2002.
26) 厚生労働省：平成25年度簡易生命表の概況, 平均寿命の国際比較, 2.

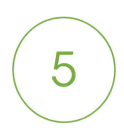

症例の考察に必要な基礎知識って？

パノラマX線写真や口腔内所見には、症例を検討するうえで
たくさんのヒントが隠されています。
それらを見落とさず、患者さんに説明することは、
歯科衛生士と患者さんの関係を強固なものにします。
多くのことを見極めましょう。

- 歯周炎の進行度は、X線写真でどのように読影するのか？
- 侵襲性歯周炎の罹患率は何パーセント？
- 歯の解剖学的な5つの局所的為害因子は何か？
- 歯の解剖学に関係のない局所的為害因子は何か？
- 根分岐部病変の予知性はどうなのか？
- フェルールのどこを見てリスクがわかるのか？
- 歯内療法を受けた歯の予知性は？
- 10ヵ国のなかで、根尖病巣が存在している歯が最も多い国は？
- ブリッジの予知性は？

歯周炎の進行度は、X線写真でどのように読影するのか？

 1999年の米国歯周病学会の歯周疾患の分類として、臨床的付着の喪失を基準に重症度の段階が示されました。軽度は1〜2mm、中等度は3〜4mm、重度は5mm以上と分類されました[1]。

さらに日本歯周病学会から刊行されている『歯周病の検査・診断・治療計画の指針2008』によると、歯周炎の分類を歯根長に対する歯槽骨の吸収度によって、軽度30%未満、中等度30〜50%、重度51%以上としています[2]。

根分岐部病変は、3段階に分類（Lindhe &Nymanの分類）[3] されます（**表1**）。歯周炎の軽度では根分岐部病変なし、中等度は根分岐部病変あり、重度は根分岐部病変の2度以上としています（**図1〜3**）[2]。

表❶　根分岐部病変のLindhe&Nymanの分類(参考文献[3]より引用改変)

1度	水平的な歯周組織の破壊が歯の幅径の1/3未満
2度	水平的な歯周組織の破壊が歯の幅径の1/3を超えるが、根分岐部を歯周プローブが貫通しない
3度	完全に根分岐部の付着が破壊され、頬舌的、近遠心的に歯周プローブが貫通する

歯槽骨の吸収度は歯根長の30%未満
根分岐部病変なし

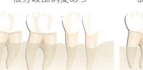
歯槽骨の吸収度は歯根長の30〜50%
根分岐部病変あり

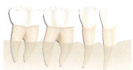
歯槽骨の吸収度は歯根長の51%以上
根分岐部病変2度以上

図❶　軽度　　図❷　中度　　図❸　重度
図❶〜❸　日本歯周病学会の分類

第1章　インプラントの基礎知識 Q&A

歯根長には、個人差があることから（**図4、5**）、本項では日本歯周病学会の分類で考察したいと思います。ここで注目すべきは、重度歯周炎で歯槽骨が歯根長全体の半分以上を喪失していることによる咬合支持力の低下です。その結果、P.54で述べた二次性咬合性外傷や複合性咬合性外傷[1]を引き起こし、感染だけではなく力に対するリスクも高まります。

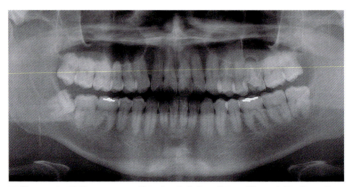

図❹　39歳・男性。パノラマX線写真。全体的に歯冠に対して歯根が短く、個々の歯によっても歯根長が異なる

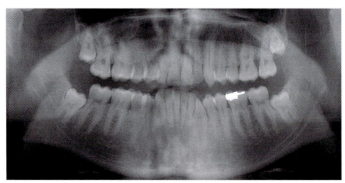

図❺　27歳・男性。パノラマX線写真。歯根長が長い。歯根の長さには個々に異なるが、個人差もある。したがって、吸収量を絶対的数値で表すよりも歯根長に対する相対値で分類したほうが臨床的である

侵襲性歯周炎の罹患率は何パーセント?

慢性歯周炎は主に35歳以降のプラークや歯石が多い症例でみられますが、侵襲性歯周炎は主に10〜30歳代で、プラークや歯石は少なく、遺伝性があり、進行速度が速いという特徴があります。慢性歯周炎は、一般的な歯周病と理解してよいと思います。侵襲性歯周炎の割合は、13〜20歳の永久歯列において1％以下と報告されており、臨床的に遭遇する割合は少ないといえます（**図6**）[1]。

さらに、罹患歯数の割合によって、30％未満は局所型、30％以上は広汎型に分類されます。侵襲性歯周炎の局所型は、歯周組織破壊が起こっている部位において、局所的因子が存在しないことが特徴です。一方、慢性歯周炎の局所型については、歯に関連している局所的為害因子を検証する必要があります（**図7**）[1]。

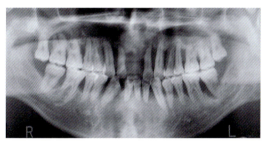

図❻　32歳・男性。初診時、侵襲性歯周炎

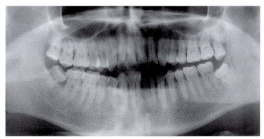

図❼　39歳・男性。7⏌の歯槽骨が局所的に吸収していることに着目。7⏌遠心は智歯が局所的為害因子となっている。7⏌は側方運動時の側方干渉が局所的為害因子となっている

歯の解剖学的な5つの局所的為害因子は何か？

 歯の解剖学的な局所的為害因子として、5つの因子が挙げられます（**図8**）[1]。

1．歯頸部エナメル突起（エナメルプロジェクション）とエナメル真珠（エナメル滴）

歯頸部エナメル突起とエナメル真珠は、ともに歯根表面へのエナメル質の異常な沈着によるものです。歯根面のエナメル質は結合付着がないため、細菌が容易に侵入することで、解剖学的な為害因子になります。

歯頸部エナメル突起は、上下顎第2大臼歯の頰側面に認められることが多いと報告されています。エナメル真珠は、歯頸部エナメル突起よりも出現率は低く、智歯に多く認められます。エナメル真珠が歯頸部周囲に認められる場合は、エナメル突起よりも形態的突出によりリスクが高くなります（**図9**）。

2．根分岐部の解剖学的形態と位置

根分岐部の解剖学的形態と位置によって、根分岐部病変になるまでの歯槽骨の喪失に対するリスクが変化します。セメント—エナメル境（CEJ）から根分岐部までの距離を、ルートトランクといいます。ルートトランクが短いと歯槽骨の喪失が軽度歯周炎の分類であっても、根分岐部病変が認

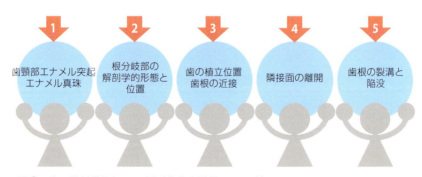

図8 歯の解剖学的な5つの局所的為害因子（参考文献[1]より引用改変）

められる場合は、中程度歯周炎以上の重症度になるのです。

　ルートトランクが長い場合は、根分岐部病変になるまで歯槽骨の喪失に距離があるため、根分岐部病変のリスクが低くなります（図10）。

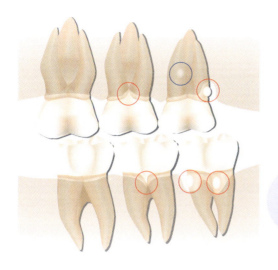

○ エナメル突起と歯頸部近くに存在するエナメル真珠は局所的為害因子
○ 完全に骨内に被覆されているエナメル真珠は為害因子にならない

図❾　エナメル突起とエナメル真珠

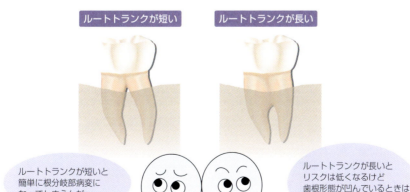

図❿　根分岐部の解剖学的形態と位置

3．歯の植立位置と歯根の近接

歯の植立位置は歯軸の傾斜も含み、主に歯列不正の叢生を指します。叢生は歯頸部の不連続性や不正咬合の因子となり、感染と力の両者に関連し、局所的為害因子となります（**図11**）。

さらに、智歯は隣在歯に対する悪影響を及ぼす可能性が高く、とくに水平埋伏で隣在歯根に近接する場合は、感染のリスクが高まります。対合する智歯がない場合は、挺出し隣在歯との辺縁隆線が不揃いとなり、感染、食片の圧入、咬合の不調和となり、為害因子になります（**図12**）。

歯根の近接は、歯周疾患の進行のリスクを高めます。歯根が近接している部位は、結合組織と歯槽骨の量が少ないため、炎症が生じると容易に周囲の結合組織と歯槽骨を喪失します（**図13**）。

4．隣接面の離開

隣接面の離開は食片圧入を生じやすく、その結果、炎症を生じるために局所的為害因子となります。臨床的には、接触点の離開が大きい場合は、適切なブラッシング圧が低下し、プラークコントロールを困難にする要素

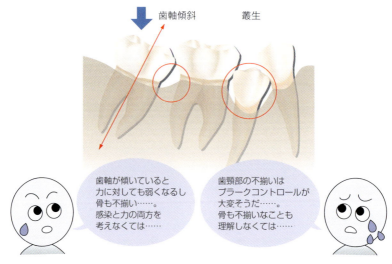

図⓫　歯の植立と位置。叢生によるエナメル質の位置の非連続性は、歯槽骨の非連続性となり骨縁下ポケットを形成する。これはインプラント埋入位置の非連続でも同様である。歯軸の傾斜は力に対するリスクが高まる

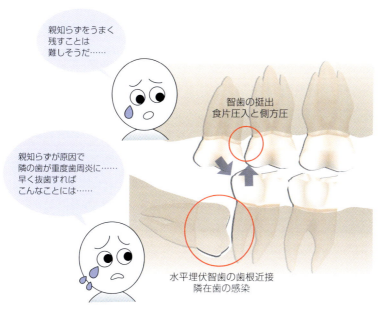

図⓬　智歯の為害因子。埋伏した智歯の歯冠（エナメル質）の位置関係によっては、第2大臼歯遠心に致命的な骨吸収や齲蝕を引き起こす。萌出位置の異常は食片圧入と力に対するリスクが高くなる

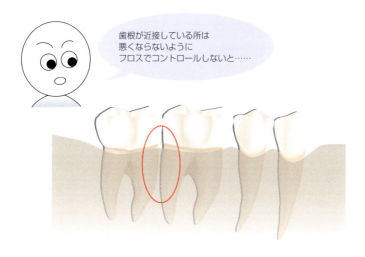

図⓭　歯根が近接すると、感染した場合に容易に歯周組織が喪失する。これはインプラント間においても同様である

となります。

　たとえば、隣在歯を喪失してブラッシング圧を適切に加えることが困難になることは、日常的に遭遇すると思います。P.57で隣接面のコンタクトが長期咬合の安定の鍵に含まれると述べました。隣接面の離開も感染と力の両者に関連し、局所的為害因子となります（図14）。

5．歯根の裂溝と陥没

　裂溝が主に発生するのは上顎側切歯で、盲孔がある歯冠から始まり、歯根尖方向へ延びています（図15）。長さや方向はさまざまで、歯冠から始まる裂溝に細菌が蓄積されて炎症性になった場合は、歯根に延びる裂溝が感染経路となり得ます。

　また、歯根の陥没も、付着組織や歯槽骨が喪失した場合、裂溝と同様に細菌が蓄積されやすいことから、局所的為害因子となります。

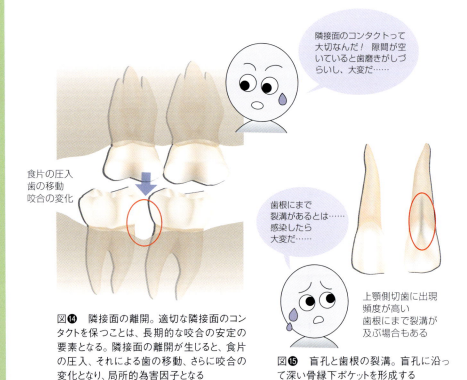

図⓮　隣接面の離開。適切な隣接面のコンタクトを保つことは、長期的な咬合の安定の要素となる。隣接面の離開が生じると、食片の圧入、それによる歯の移動、さらに咬合の変化となり、局所的為害因子となる

図⓯　盲孔と歯根の裂溝。盲孔に沿って深い骨縁下ポケットを形成する

歯の解剖学に関係のない局所的為害因子は何か？

1．歯冠修復物の辺縁不適や生物学的幅径

歯冠修復物の辺縁不適が歯頸部にある場合は、う蝕だけではなく歯周炎にも易感染性となります。さらに生物学的幅径を脅かすような修復物は、痛みを伴い、時には歯の移動も生じる歯周炎の為害因子になります（図16～18）。

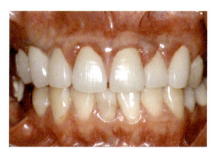

図⓰　26歳・女性。上顎前歯の歯肉の腫脹、疼痛、修復物装着後の正中離開を主訴に来院。他院にて修復された上顎前歯に著しい歯肉の腫脹が認められる。修復物の辺縁は、生物学的幅径を越えて深く設定されており、不適合が生じている。下顎天然歯の歯肉と比較すると、不適合でさらに生物学的幅径を脅かすような修復物は重篤な局所的為害因子といえる

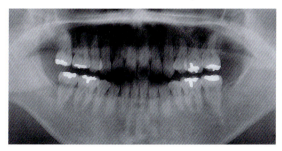

図⓱　29歳・女性。術前。7⏌の遠心部のう蝕が骨縁まで達している。以前に智歯が7⏌の歯根面に接して埋伏していたことが原因で易感染性となり、歯肉縁下でう蝕になったと考えられる。このまま修復すると生物学的幅径を侵襲してしまう

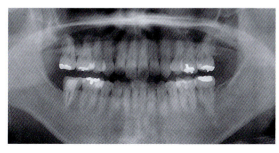

図⓲　術後。骨形成外科を行い、マージン設定位置と骨縁の位置との関係を改善した後、修復処置を行った

2．歯内疾患

　歯内疾患と為害因子の関連は、歯髄壊死による感染が歯周組織の炎症に波及することです。多くの場合は根尖部に発症しますが、側枝から進行することもあります。

　歯髄壊死によって根尖性歯周膿瘍となり、その膿は歯根膜に沿って排膿経路を形成し、狭く深い歯周ポケットの原因となります。さらに臼歯部では、永久歯の20～60％の大臼歯分岐部に分岐根管があり、根分岐部に排膿経路を形成することがあります[4]。したがって、根分岐部病変の感染経路を検証する必要があるのです（図19）。

　感染の原因が、歯髄壊死と歯周炎の両方が存在する合併症も考えられます。歯髄壊死によって感染が認められる場合は、まず歯内療法を行い、歯周炎の合併症がある場合は、その後に歯周治療が必要となります（図20～22）。

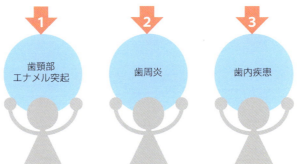

図⓳　根分岐部病変の原因を考える。根分岐部病変には3つの感染経路があり、そのうち、1つまたは複数が含まれる[1]

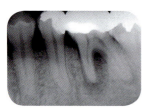
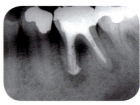
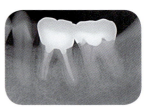

図⓴　37歳・男性。2001年7月、術前。広範囲の根分岐部病変が認められる。歯内疾患が原因と考えられる

図㉑　2001年9月、術直後。まだ不透過像は消失していない

図㉒　2011年、術後約10年経過。根分岐部病変は消失し安定している

3. 歯根破折

歯根破折も破折線が感染経路となり、細菌によって炎症が生じ、歯周組織の破壊を引き起こします。図23、24は、4⏌の歯根破折が原因で、歯周組織の破壊に繋がり、抜歯に至った症例です。歯根破折によっても、歯槽骨の吸収が起き、局所的為害因子となります。

4. 歯根外部吸収

歯根外部吸収も病変部が歯冠側に生じた場合は、歯周組織の破壊が生じる可能性があります。図25～28は、⏌4の歯根外部吸収が歯周組織の破壊の原因となり、抜歯に至った症例です。歯根外部吸収も局所的為害因子の一つになり得るのです。

慢性歯周炎の局所型は、歯周炎のみの検証ではなく、他の為害因子を診ることが重要です。局所型の為害因子がない場合は、侵襲性歯周炎を疑います。急速に進行することから、早急な歯周治療が必要です（図29～32）。

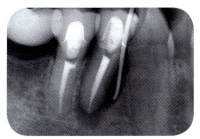

図㉓ 4⏌の近心歯周ポケットよりガッタパーチャポイントを挿入し、撮影したデンタルX線写真

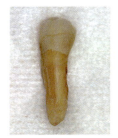

図㉔ 図23の4⏌抜去歯。歯根に破折線が認められる

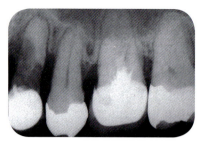
図㉕ |4̲ のデンタルX線写真。外部吸収が認められる

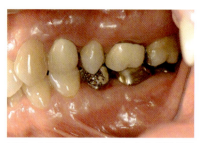
図㉖ 図25の口腔内写真。左上歯根相当部に腫脹が認められる

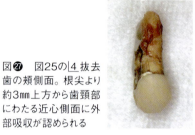
図㉗ 図25の|4̲ 抜去歯の頬側面。根尖より約3mm上方から歯頸部にわたる近心側面に外部吸収が認められる

図㉘ 図25の|4̲ 抜去歯の口蓋側面。近心側面の外部吸収と根尖より約3mm上方の口蓋遠心側面にも外部吸収が認められる

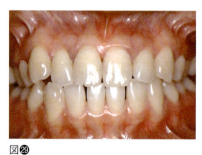
図㉙～㉜ 30歳・女性、初診時。侵襲性歯周炎が疑われる症例。プラークの沈着は少なく、咬耗もなく、咬合等の局所的因子関与も考えにくい

図㉙

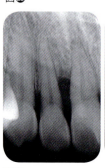
図㉚

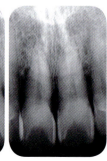
図㉛

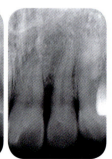
図㉜

根分岐部病変の予知性はどうなのか？

歯周治療後の根分岐部病変の予知性について考察します。歯周治療後も根分岐部病変を有する歯は、観察期間が15年以上の論文から検証すると、メインテナンスが良好な患者は喪失率が約30%以下であることに対して、メインテナンス不良は約70%、悪い患者は約90%になります[5]。

　メインテナンスが良好であっても、根分岐部病変がある歯の15年後の生存率は約70%で、約30%は喪失することを患者に説明する必要があるのです。インプラントの生存率は、10年で約95%と高いことから、予知性の高い治療といえます[6, 7]。

 フェルールのどこを見てリスクがわかるのか？

支台歯からの残存歯質をフェルールといいます。2010年にA. Jotkowitzらが、失活歯の残存歯質量のリスクの関係を報告しています。最終形成後、フェルールの高さが2㎜、厚みが1㎜の有無を診断基準として示しました（図33）。

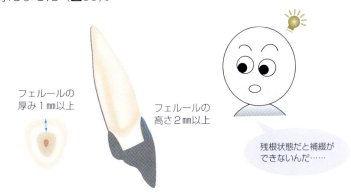

図33　フェルール（支台歯形成後の残存歯質）高さが2㎜以上、厚みが1㎜以上の有無が診断の基準となる

さらに、フェルールは近心壁、遠心壁、頰側壁、舌側壁の残存部の数や側方圧の力によってリスクが異なり、少なくとも残根状態の歯の補綴処置はできないことを報告しています（**図34**）[8]。

このことから、う蝕の治療後に残存歯質がどの程度あるかによって、リスクの高低と歯の保存の可否が理論的に患者に説明できます。日常臨床でフェルールは重要な診断基準となります（**図35、36**）。

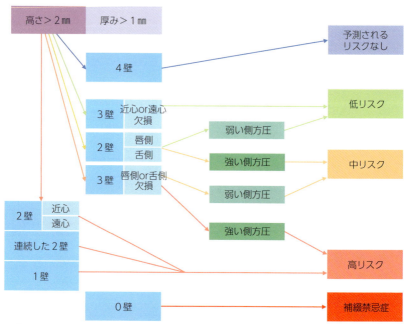

図❸❹　フェルールのリスク解析（参考文献[8]より引用改変）

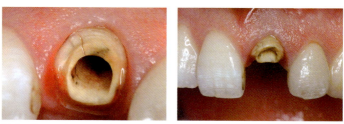

図❸❺、❸❻　33歳・男性。|1の修復物の脱離で来院。適切なフェルールが喪失している。頰側近心部に歯根破折が認められる

歯内療法を受けた歯の予知性は？

 歯内療法における非外科的歯内療法と外科的歯内療法について考察します。

　非外科的歯内療法後の歯の生存率について、2003年のDammaschkeらの10年以上の研究は、1987〜1988年に歯内療法の学生コースで術式が標準化された（ラバーダム装着など）病院関連の条件下で、144名の患者の190歯を対象に行われました。10年後の生存率は85.1％と報告してます。FritzとKerschbaumは、歯内療法後の10年後の成功率は76.5％と78.5％、Wiemannは9年後の成功率を76％と報告してます[9]。

　さらに再治療について検証すると、2004年にGorniらは2年後の成功率を64％、そのうち根管形態が損なわれている場合は47％と報告しています[10]。

　つまり、再治療は初めて手がける歯内療法より成功率が低下し、根管形態が損なわれている場合の2年後の成功率は、半分以下となるのです。

　前述したDammaschkeらの報告は、術式にラバーダム装着が標準化された生存率を示しています[9]。日本における歯内療法時のラバーダムの使用状況については、2003年の日歯内療誌で「必ず使用する」が研修会受講者群は5.4％、日本歯内療法学会会員群は25.4％、「使用しない」がそれぞれ54.8％、48.0％と報告されています[11]。

　日本のラバーダム装着率は、低いことを認識しなくてはなりません。さらに、米国歯内療法学会のガイドラインによると、非外科的歯内療法は、可及的にラバーダム防湿を施し、無菌的に処置を行うとされています[12]。

10ヵ国のなかで、根尖病巣が存在している歯が最も多い国は？

 根尖病巣存在歯の割合を国別（10ヵ国）に検証すると、ポルトガルが27.0％と一番低く、日本は73.52％と一番高いです（図37）[13]。これらの背景より海外の文献での歯内療法後の生存率は、日本での歯内療法後の生存率と同等にはならず、低い可能性があることも考慮する必要があります。

　外科的歯内療法については、2001年にPetersonらが1970〜1997年までの関連した42の文献から検証を行いました。外科的歯内療法の成功率は64.2％で、再度の外科的歯内療法は35.7％とさらに低い成功率を報告しています[14]。

　つまり、歯内療法を要する歯は失活歯であり、フェルールの有無によって歯を喪失するリスクが高くなること、再度の歯内療法や外科的歯内療法を行った歯は、さらに予知性が低くなると認識しなければなりません。

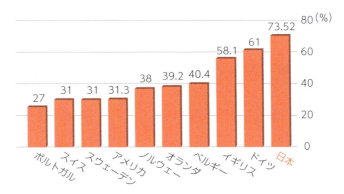

図㊲　10ヵ国における根尖病巣存在歯の割合。日本は根尖病巣存在歯が10ヵ国のなかで一番高い（参考文献[13]より引用改変）

ブリッジの予知性は？

 ブリッジは欠損補綴治療として、インプラントよりも多くの国民に治療が施されています。このことは、われわれ歯科医療を提供する立場からも臨床的に実感できると思います。ブリッジには保険が適用されますが、インプラントは自己負担のみの治療であり、経済的なことが大きな理由であると思われます。その多くの患者にすでに装着されているブリッジは、今後どうなっていくのでしょうか。

補綴装置である1歯欠損のスリーユニットのブリッジの寿命を検証すると、Waltonらはブリッジの平均寿命を9.6年[15]、Schwartzらは平均寿命を10.3年[16]と報告しています。

ブリッジの失敗は、2つに分類されます。ブリッジの再製が可能な場合と、ブリッジの支台歯が失われる場合です。そのなかでもブリッジの支台歯を抜歯しなくてはならない最も悪い事態となる失敗率は、14年で30%、そのうち8～12%は10年以内に発生すると、Shugarsらが報告しています[17]。

Tanらは、支台歯を失う原因を歯周病、う蝕、失活歯の3つの要因があると報告し、それぞれの支台歯の喪失率は圧倒的に失活歯が多いと報告しています[18]。

さらに、Pjeturssonらは、延長ブリッジは支台歯の喪失率を高めると述べています（図38）[19]。

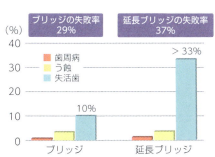

図38 ブリッジの支台歯が喪失する最大の原因は失活歯である。延長ブリッジは支台歯の喪失率が高くなる。支台歯が失活歯の場合はリスクが高くなる（参考文献[18, 19]より引用改変）

【参考文献】

1) アメリカ歯周病学会編：AAP歯周疾患の最新分類. クインテッセンス出版, 東京, 2001.
2) 日本歯周病学会編：歯周病の検査・診断・治療計画の指針2008. 医歯薬出版, 東京, 2009.
3) Hamp SE, Nyman S, Lindhe J：Periodontal treatment of multirooted teeth. Results after 5years. J Clin Periodontol, 2(3)：126-135,1975.
4) Bergenholtz G, Hasselgren G：Endodontics and periodontics. In：Lindhe J, ed. Clinical periodontology and implant dentistry. 3rd ed. Copenhagen, Denmark：Munksgaard. 1997：296-331.
5) McFall WT Jr.：Tooth loss in 100 treated patients with periodontal disease. A long-term study. J Periodontol, 53(9)：539-549, 1982.
6) Wagenberg B, Froum SJ：A retrospective studyof 1 9 2 5consecutively-placed immediate implants from 1988 to 2004. Int J Oral Maxillofac Implants, 21(1)：71-80, 2006.
7) Lambrecht JT, Filippi A, Künzel AR, Schiel HJ：Long-term evaluation of submerged and nonsubmerged ITI solid-screw titanium implants：a 10-year life table analysis of 468 implants. Int J Oral Maxillofac Implants, 18(6)：826-834, 2003.
8) Jotkowitz A, Samet N：Rethinking ferrule—a new approach to an old dilemma. Br Dent J, 10:209(1)：25-33, 2010.
9) Dammaschke T, Steven D, Kaup M, Ott KH：Long-term survival of root-canal-treated teeth：a retrospective study over 10 years. Endod, 29(10)：638-643, 2003.
10) Gorni FG, Gagliani MM：The outcome of endodontic retreatment：a 2-yr follow-up. J Endod, 30(1)：1-4, 2004.
11) 吉川剛正, 佐々木るみ子, 吉岡隆知, 須田英明：根管処置におけるラバーダム使用の現状. 日歯内療誌, 24(3)：83-86, 2003.
12) American Association of Endodontists. Appropriateness of care and quality assurance guidelines. 3rd ed. 1998.
13) 飯塚哲夫：歯内療法の現状. 日歯内療誌, 21(2)：153-159, 2000.
14) Peterson J, Gutmann JL」：The outcome of endodontic resurgery：a systematic review. Int Endod J, 34(3)：169-175, 2001.
15) Walton JN, Gardner FM, Agar JR：A survey of crown and fixed partial denture failures：length of service and reasons for replacement. J Prosthet Dent, 56(4)：416-421, 1986.
16) Schwartz NL, Whitsett LD, Berry TG, Stewart JL：Unserviceable crowns and fixed partial dentures：life-span and causes for loss of serviceability. J Am Dent Assoc, 81(6)：1395-1401, 1970.

17) Shugars DA, Bader JD, White BA, Scurria MS, Hayden WJ Jr, Garcia RI：Survival rates of teeth adjacent to treated and untreated posterior bounded edentulous spaces. J Am Dent Assoc, 129(8)：1089-1095, 1998.
18) Tan K, Pjetursson BE, Lang NP, Chan ES：A systematic review of the survival and complication rates of fixed partial dentures (FPDs) after an observation period of at least 5 years. Clin Oral Implants Res, 15(6)：654-666 2004.
19) Pjetursson BE, Tan K, Lang NP, Brägger U, Egger M, Zwahlen M：A systematic review of the survival and complication rates of fixed partial dentures (FPDs) after an observation period of at least 5 years. Clin Oral Implants Res, 15(6)：625-642, 2004.

絵でみる ワンポイントアドバイス

治療計画

治療計画では治療の目標を伝え、治療計画書では治療のスケジュールと治療費の支払い時期を明記。さらに治療の見積書を添付することで、患者に伝わる治療計画書が提示できる。

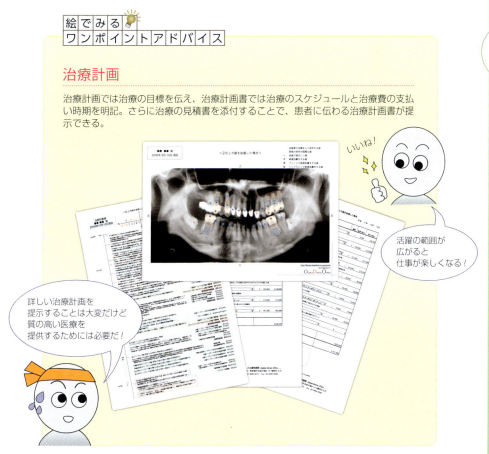

6

X線写真をよく観察して患者説明に役立てよう

症例をみるときにリスクを抽出することは大切です。その症例のどこに危険因子が潜んでいるかを考えながらX線写真をみていきましょう。いま問題になっていること、将来問題が起きそうなことを考えてみましょう。

- X線写真でどのようにリスクを抽出するのか？
- 歯根破折はプローブでどのように診査するのか？

X線写真でどのようにリスクを抽出するのか？

 実際の症例をもとに具体的に考えたいと思います。本項で考察するのは、全体的なリスクを管理しながら、局所的な処置を行う症例です。

治療計画としては7┘を抜歯し、インプラント治療を行うことになりました。将来的なことも含めてリスクを考え、患者へ説明します。そして、信頼関係を確立し、予知性の高い医療を提示します。つまり、現在の歯列の保存を念頭におき、何を行うかを考えることが大切です。これは最終的に、自己メインテナンスやメインテナンスに来院する患者自身のモチベーションに繋がります。

必要なことは、咬合によって歯周組織へ伝わる力を考えることであり、感染を防ぎ、歯周病、う蝕の発生を予防することです。とくに、咬合性外傷と歯周病治療後の予知性と既治療歯の予知性に焦点を絞って、症例に当てはめながら考察していきます。

●症例1
初診：2004年2月17日。30歳・女性（女性の平均寿命・86歳）
主訴：7┘の咬合痛
特記事項：矯正治療の既往歴あり

図1、2は、初診時のX線写真です。7┘は歯根破折のため、抜歯となりました。

まず、局所的為害因子を考えてみましょう。

なぜ歯根破折となったのでしょうか。7┘のX線写真の所見からは、失活歯で残存歯質が少なく、根尖と分岐部に透過像が認められ、根尖病巣と根分岐部病変が確認できます。

P.75で述べたフェルールの量[1]、失活歯の根分岐部病変等の予知性[2]

第1章 インプラントの基礎知識 Q&A 83

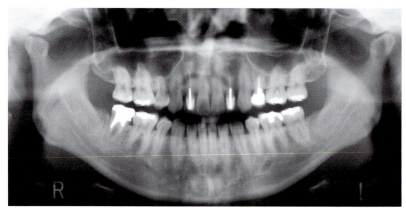

図❶　30歳・女性。初診時（2004年２月17日）

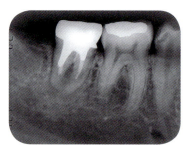

図❷　同患者、同日。主訴:7̲の咬合痛

がリスクとして抽出できます。

　X線写真所見のみでは、歯根破折を確定することはできませんが、口腔内の臨床所見では、遠心頬側に10mmの局所的な歯周ポケットがあり、歯根破折に起因しているものと考えられます。

　次にその他のリスクを抽出します。X線写真所見から、まず感染について検証します。5̲の遠心隣接面に大きな透過像が認められます。その他に7̲6̲、6̲5̲、5̲6̲7̲の修復物内部に透過像が認められ、う蝕になっている可能性があります（図3、4）。

　歯周病については、歯槽骨の喪失状態が歯根長の30%未満[3]であり、軽度と考えられます。2̲、2̲、5̲の修復物に不適合が認められます。

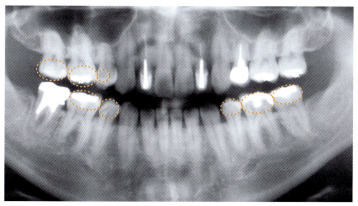

図❸ 感染関連。う蝕罹患歯の抽出。歯髄の保存の可否と治療後の残存歯質

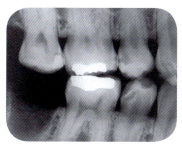 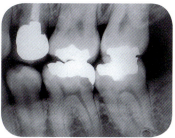

図❹ 同患者（2004年3月15日）

さらに、$\underline{2}$、$\underline{5}$の根尖部に透過像が認められ、根尖病巣が存在しています。

感染に対しては、前歯にう蝕はなく、歯周病も歯槽骨の喪失状態から検証すると、それほどリスクは高くないと思います（**図5**）。

$\overline{7}$の歯根破折のリスクを向上させた全体的な為害因子としては、何が考えられるでしょうか。そこで、力について検証していきます。矯正治療の既往歴があり、$\frac{4|4}{4|4}$が欠損しており、咬合の安定に必要な隣接面のコンタクトが喪失しています。

根尖吸収も$\frac{5|5}{5|5}$と$\underline{1}$と$\overline{2|2}$に認められます。

下顎臼歯は、全体的に少し近心傾斜があり、$\overline{7}$の遠心に歯槽硬線の拡大が認められ、咬合性外傷を呈する所見が認められます。

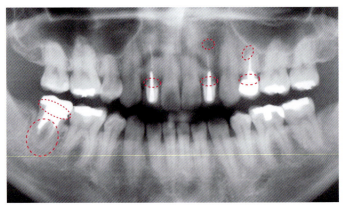

図❺　感染関連。歯の周囲を抽出。歯周炎、不適合冠、根尖病巣、根分岐部病変

　さらに、|3に犬歯誘導のためのレジン充塡の痕跡が認められ、X線写真のみでは確定できませんが、7|7/7|7は咬合面が平坦化して咬耗があるように見えます。

　その他に顎関節頭の変形が認められます。P.12で解説した下顎角はどうでしょうか。下顎角は側貌のセファログラムでの診査になりますので、想像の域を出ませんが、少し張りがあります。

　以上のX線写真所見からパラファンクションがある可能性が考えられ、7|の歯根破折のリスクを高めたのかもしれません（**図6**）。

　つまり、この症例は、感染よりも力のリスクが高いといえます（**図7**）。

　最後に女性の平均寿命から考慮すると、残りの55年間の人生を現状維持するという目標の達成はたいへん難しいと思われます（**図8**）。

　う蝕や歯周病などの感染症だけに注目していては、目標は達成できないかもしれません。咬合、残存歯の予知性などを複合的に考察する必要があります（**図9**）。

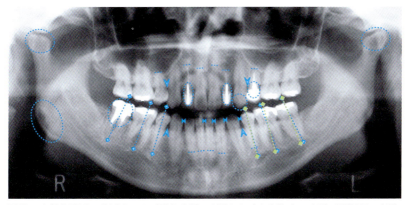

図❻　力学的関連。失活歯および残存歯質、咬耗および咬合治療の痕跡、関節頭の変形、下顎角の形態、隣接面のコンタクト、欠損歯、歯軸

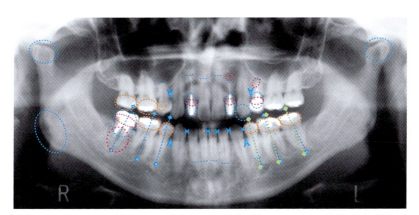

図❼　すべてのリスクを抽出すると、本症例において何が高いリスクなのかを診ることができる。
う蝕罹患歯：黄色　　歯の周囲：赤　　力学的関連：青

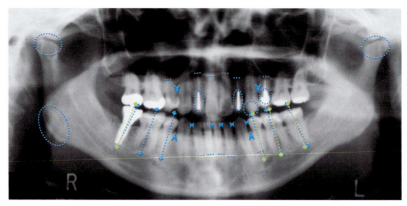

図❽　術後(2005年10月25日：31歳)

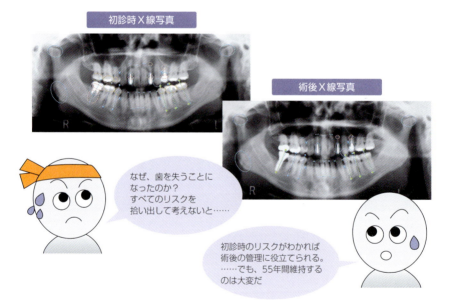

図❾　初診時のX線写真からはリスクを考察、術後のX線写真からはリスクが残っていることを理解し、今後の管理の目標とする

歯根破折はプローブでどのように診査するのか?

局所的為害因子の一つである歯根破折のプロービングによる診査法(**図10**)について解説します[4]。歯根破折の特徴は、破折線に沿って狭い歯周ポケットが存在することです。歯頸部エナメル突起、歯根の裂溝などの局所的為害因子が認められない場合は、歯根破折の可能性を考慮に入れる必要があります。

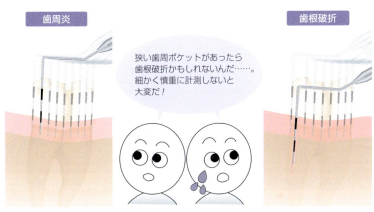

図❿ プロービングによる歯根破折の診査

【参考文献】

1) Jotkowitz A, Samet N:Rethinking ferrule-a new approach to an old dilemma. Br Dent J, 10:209(1):25-33, 2010.
2) McFall WT Jr.: Tooth loss in 100 treated patients with periodontal disease. A longterm study. J Periodontol, 53(9):539-549,1982.
3) 特定非営利活動法人 日本歯周病学会(編):歯周病の検査・診断・治療計画の指針 2008. 医歯薬出版, 東京, 2009.
4) Moule AJ, Kahler B:Diagnosis and management of teeth with vertical root fractures. Aust Dent J, 44(2):75-87, 1999.

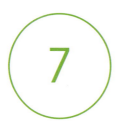

力の要素から咬合平面を診て患者説明に役立てよう

インプラントを考えるときに切り離せないのが咬合です。
なぜならば、残存歯を含む長期的に良好な予後の獲得には、力の要素が関係しているからです。
症例の咬合平面をもう一度よく観察してみてください。

Q 咬合平面は何を基準にするのか？

Q 咬合平面の角度は咬みやすさと関係するのか？

Q 咬合平面に急な湾曲や不揃いがあるとどうなるのか？

Q 咬合崩壊はどのように起きるのか？

Q 咬合崩壊が起きている症例の治療目標は何か？

咬合平面は何を基準にするのか？

咬合平面とは、下顎中切歯切端と左右第2大臼歯遠心頬側咬頭を含む仮想平面と定義されています[1]。臨床的に捉えると、上顎歯の咬頭を結んで表現される平面として、無歯顎者の補綴治療を行うときの基準に用いられています。

理想的には、この平面は平らな連続性をもっていること、そして頭蓋骨に対して適切な三次元的位置関係であることが重要です。頭蓋骨からの基準は、鼻翼下点と両側の外耳道上縁の3点を結ぶ仮想の平面で、カンペル平面といいます（図1）[1]。

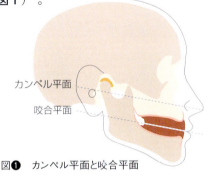

図❶　カンペル平面と咬合平面

 咬合平面の角度は咬みやすさと関係するのか？

岡根らは、咬合平面によって筋活動量と咬合力について検証したところ、矢状面からみてカンペル平面に平行な場合は、咬合力が最大になるという結果が得られました。さらに筋活動量と咬合力の効率については、咬合平面がカンペル平面と平行な場合が最も低い値を示したとも報告しています（図2）[2]。

つまり、咬合平面がカンペル平面と平行な場合は、少ない筋力で強い咬合力を発揮できるのです。

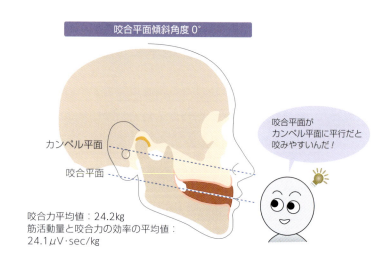
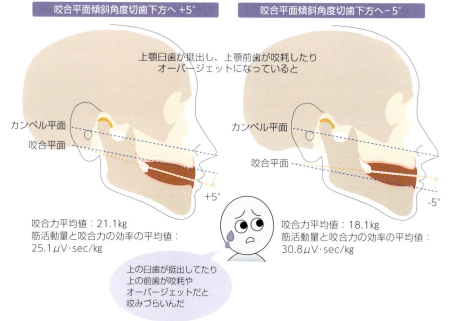

図❷ カンペル平面と咬合力と筋活動量の関係。無歯顎患者の咬合床にて検証。咬合平面がカンペル平面と平行なときは最も咬合力が強く、効率よく咬合力が発揮できる。咬合平面をカンペル平面より−5°上顎切歯から上方へ作製した場合、最も咬合力が弱く、効率よく咬合力が発揮できない（参考文献[2]）より引用改変）

咬合平面に急な湾曲や不揃いがあるとどうなるのか？

河野らは、歯列の咬合湾曲と咬頭干渉について、咬合湾曲の連続性の欠如は咬頭干渉の原因となり、さらに咬合湾曲が急峻な場合は後方歯に咬頭干渉が生じやすいと報告しています（**図3**）[3]。

また、増永らは、咬合湾曲の低下幅が2㎜以上ある場合は、歯軸方向と異なる方向へ咬合力が加わることにより、歯周組織に為害作用があると報

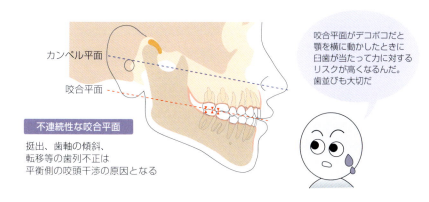

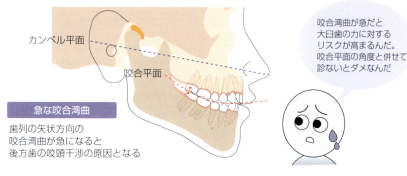

図❸ 咬合湾曲と咬頭干渉の関係（参考文献[3]より引用改変）

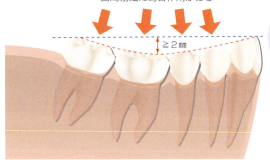

図❹　下顎咬合湾曲の低下幅と歯周組織の為害作用(参考文献4)より引用改変)

告しています（**図4**）⁴⁾。

　これらのことから、歯の欠損によって、歯の挺出や傾斜が生じ、咬合平面が変化した症例は、咀嚼運動時に不適切な咬合接触を起こしたり、咀嚼筋の平衡を乱すなどの原因になります。

● 下顎位の変化

　下顎位は頭蓋に対する位置を示します。この位置は、①下顎頭の関節窩内の位置（顆頭位）、②咀嚼筋群の調和のとれた位置（筋肉位）、③上下の歯が最大限に接触して咬合する位置（咬合位）の3つの因子によって、制御されます（**図5**）¹⁾。

　下顎は左右の関節内の下顎頭が安定した位置（顆頭位）が、咀嚼筋群の調和のとれた位置（筋肉位）によって最大限に歯が接触した位置（咬合位）で噛み合うことにより、調和が図られます。

　しかし、欠損があると、歯が移動して咬合位が健全な状態から変化していきます。その変化は、歯だけに起きるのでなく、咬合時の下顎骨の位置の変化も同時に引き起こします。下顎骨の位置の変化で下顎位が偏位すると、顎関節内で下顎頭の位置が変わります（**図6**）。Tallentsらは、臼歯の欠損と関節円板の偏位は有意に相関関係があると報告しています⁵⁾。

　以上から、歯が移動することや歯を失うことは、局所的な問題ではなく、顎口腔機能の低下を招いてしまいます。顎口腔機能全体に生じた問題を見

落として、欠損が生じた部位にインプラントで歯が取り戻せたとしても、良好な機能が営めないばかりか、経時的に残存歯を失ったり、さらなる顎口腔機能の低下を引き起こします。

メインテナンスの視点からみても、発生している問題点を適切に診断し解決しなければ、メインテナンスが成功しないことを意味します。

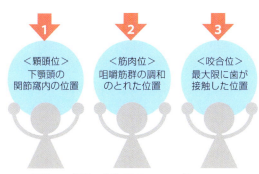

図❺　下顎位の制御因子（参考文献1）より引用改変）

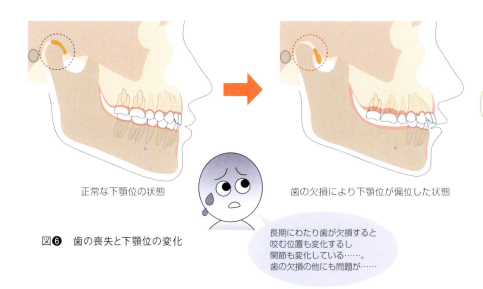

図❻　歯の喪失と下顎位の変化

正常な下顎位の状態　　歯の欠損により下顎位が偏位した状態

長期にわたり歯が欠損すると咬む位置も変化するし関節も変化している……。歯の欠損の他にも問題が……

咬合崩壊はどのように起きるのか？

歯の欠損と歯の支持組織の喪失により、咬合の安定が得られず、顎口腔機能が低下し、咬合崩壊が生じている状態では、欠損のみ機能を回復しても健全な状態には回復できません。

では、咬合崩壊はどのように起きるのでしょうか。

図7、8に臼歯、前歯の崩壊による咬合崩壊を明示しました。

臼歯部の歯を数本失うと、咬合支持を失います。咬頭嵌合しない対合歯は挺出し、咬合平面は乱れます。咀嚼筋群の筋力は強く、咬頭嵌合が失われた患側の下顎は、咬合のたびに上方へ引き上げられます。

同時に前歯部においては、上顎の口蓋側斜面に下顎が強く咬合するようになり、下顎は患側に回転しながら後上方へ引き上げられ、さらなる下顎

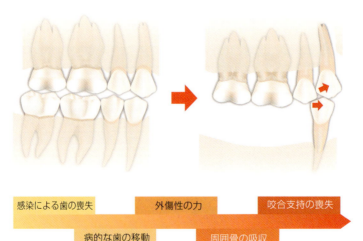

図❼　臼歯の咬合崩壊

歯の位置が変わると咬み合わせも変わるんだ……。力の方向も外傷性になって歯を支えている骨も吸収し、残存歯に力が集中して臼歯が崩壊していくんだ。前歯はどうなるのだろう

位の変化が起こります。

　このことで顎関節内の下顎頭が後上方へ偏位すると、行き場を失った関節円板は前方に押し出されます。

　もはや適切な咬合関係は消失し、咀嚼筋群の力によって歯の移動と下顎位の偏位が進行します。歯周環境の悪化とともに歯周疾患も進行し、力と細菌の複合要素で支持骨は喪失します。

　また、歯の位置と下顎位の位置は変化し、咬合高径は低下して上顎前歯部を突き上げ、下顎位の変化は下顎頭の位置のさらなる偏位を引き起こして、**図6**（P.95）のようになるのです。咬合崩壊が進行すると、咬合負担の能力はさらに低下します。

　このように、長い期間にわたり適切な処置が施されず、臼歯の咬合支持を喪失することで、咬合崩壊が生じます。

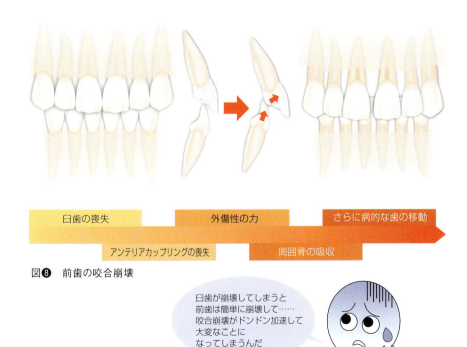

図❽　前歯の咬合崩壊

臼歯が崩壊してしまうと
前歯は簡単に崩壊して……
咬合崩壊がドンドン加速して
大変なことに
なってしまうんだ

咬合崩壊が起きている症例の治療目標は何か？

 患者の主訴が欠損部のみの処置である場合、患者は現在生じている問題点を理解していないため、欠損部のみの治療を希望することになります。

　症例2の患者も欠損部にインプラント治療を希望して来院しました。症例1（P.83）と同様にインプラントの適応症例と判断しました。しかし、この症例のどこをみて、何を考えなければならないのか。そして、患者に何を説明しなければならないのかを、パノラマX線写真から考察し、症例1との違いを考えてみたいと思います。

●症例2
初診：2006年3月16日。53歳・男性（男性の平均寿命・80歳）
主訴：むし歯、歯周病、多数歯の欠損による機能不全、上顎前歯の離開
特記事項：インプラントの治療を希望、喫煙者（20～25本／日）

　初診時のX線写真（**図9**）から問題点を抽出すると、**図10**のようになります。

　患者は多数歯の欠損による機能不全に対して、インプラント治療による機能の回復を希望しています。本症例と症例1の決定的な相違点は、機能不全に至っている症例であることです。

　まず感染について検証します。う蝕は6 5|の歯間部、|7 遠心隣接面に大きな透過像が認められます。

　歯周病の進行については、日本歯周病学会の分類に当てはめます。4|4は根尖を超える垂直的な歯槽骨の喪失があり、末期の段階です。|4と|5は歯根長の51%を超える垂直的な歯槽骨の喪失があり、重度の段階です。2＋2は根尖吸収があり、歯根が短いため、歯根長の51%を超える歯槽骨の喪失が認められ、重度の段階です。その他の臼歯は、歯根長の30%

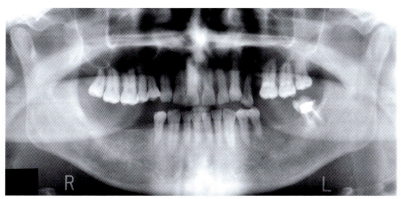

図❾　53歳・男性。初診時（2006年3月16日）

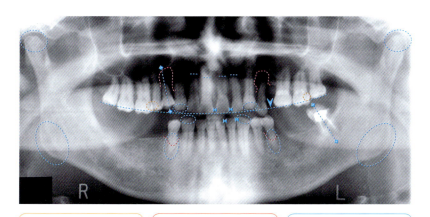

感染関連
〈う蝕罹患歯を抽出〉
歯髄の保存の可否

感染関連
〈歯の周囲を抽出〉
歯周炎、根尖病巣
根分岐部病変

力学的関連
咬耗、関節頭の変形
下顎角の形態
隣接面のコンタクト
欠損、歯軸

図❿　総合的なリスクを抽出。本症例において何が高いリスクなのか考察する

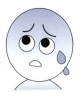

一見、歯周病のリスクが高く見えるけど、とくに咬合を支えている小臼歯の骨がなくなっている……。上の前歯も歯根吸収しているし、問題が複雑な感じだ……

以上の歯槽骨の喪失が認められ、中等度の段階です。

　歯周病は年齢も含めて考慮すると、一般的に発症する慢性歯周炎に分類され、標準的なリスクがあります。う蝕のリスクは、それほど高くないと思います。

　ただし、同一の口腔内に重度や末期の段階にある歯周病が認められるのは、どのように考えればよいのでしょうか。

　続いて、力（咬合）について検証します。

　残存歯は咬合面の平坦化や前歯の歯冠形態から、咬耗が認められます。パラファンクションがある可能性があります。

　欠損部での対合歯の挺出により、咬合平面の不揃いも認められます。また、多数歯が欠損していることにより、残存歯の咬合負担能力は低下し、負担過重となっています。

　とくに重度や末期になっている臼歯は、現状の咬合支持である最後臼歯に歯槽硬線の拡大も認められ、外傷性の咬合となっていることが理解できると思います。このことが、加速した周囲の歯槽骨吸収、つまり垂直的な歯槽骨の喪失を招いたと考えられます。

　さらにほとんどの臼歯の咬合支持が失われたことにより、前歯のアンテリアカップリング（P.56参照）が喪失し、上顎前歯の歯間離開が生じました。

　力に対するリスクを考察すると、4|4は歯周病と咬合性外傷による複合的な原因によって、周囲の歯槽骨を喪失し、保存不可能な状態です。多数歯が欠損となった原因は、感染のみではなく、力のリスクもあったと考えられます。

　図11は、術前のスタディーモデルです。X線写真所見でも上顎の咬合平面の不揃いは確認できましたが、スタディーモデルでは、咬合支持が喪失していることにより、後天的な過蓋咬合になっているのが理解できます。咬合面には咬耗が観察できます（**図12**）。

　治療を行って理想的な歯列を回復し、平均寿命までの27年間、歯列を

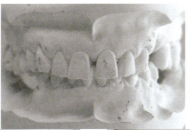
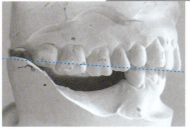
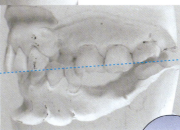

力学的関連
咬耗、
隣接面のコンタクト
欠損、歯軸

図⓫　術前のスタディーモデル。正面と左右側面

模型を診ると、咬合平面が不揃いで咬合高径が低くなって、後天的な過蓋咬合に。上の前歯は離開しているし、健康なときとは、かなり変わってしまっているんだ

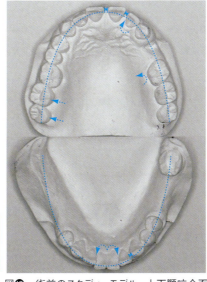
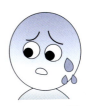

力学的関連
咬耗、
隣接面のコンタクト
欠損、捻転、転位

模型の咬合面を診ると上顎の機能咬頭や口蓋の側面にも咬耗がある。パラファンクションが……

図⓬　術前のスタディーモデル。上下顎咬合面

維持するためには何を考えなければならないのでしょうか。

このように広範囲に歯を失った症例では、欠損部だけを注目し、インプラント体を骨と結合させることができても、全体を診なければ歯科治療の成功が達成できません。

つまり、偏位した下顎位を関節と筋肉に調和した位置にリポジショニングし、機能的な咬合を確立する必要があるのです。残存歯を適切な咬合関係にリポジショニングし、歯を失った部位にインプラントで歯を獲得した結果（図13）、インプラントの成功の基準の1つである「患者、術者の両者が機能的、審美的にも満足している」が達成されるのです（図14）。

私たち歯科衛生士は、歯周治療に関することだけでなく、パノラマX線写真を用いて、一口腔単位での視点から、過去、現在、未来の口腔について、患者とコミュニケーションを構築できるよう、たくさんの歯科知識を得ることが大切です。学ぶことによって得られた知識は、学んだ者のみが感じられる喜び、かけがえのない財産となるのです。

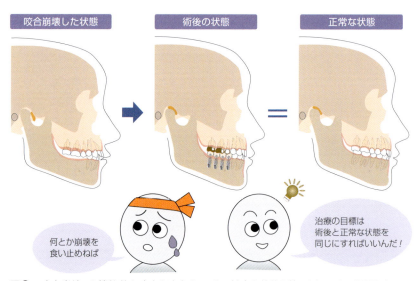

図⓭　咬合崩壊から機能的な咬合を確立することは健全な状態と等しくすることが目標となる

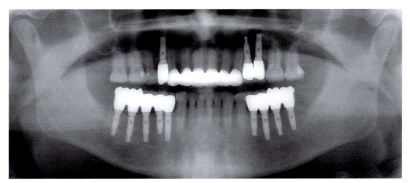

図⓮　術後（2010年10月5日）

【参考文献】
1）保母須弥也（編）：咬合学事典. 書林, 東京, 1983.
2）岡根秀明, 山科 透, 長沢 亨, 津留宏道：咬合平面の決定法に関する生理学的研究 第1報　咬合平面の矢状傾斜が咀嚼筋活動と咬合力に及ぼす影響について. 日本補綴歯科学会雑誌, 22(4)：801-807, 1978.
3）河野正司, 烏山秀行, 吉田恵一, 小林 博：平衡側咬頭障害の発現機構に関する一考察. 日本補綴歯科学会雑誌, 32(2)：505-513, 1988.
4）増永 浩, 松江美代子, 遠藤弘康, 田原 洋, 松江一郎：歯列形態および歯の位置と咬合圧, 咬合接触面積の関係について. 日本歯周病学会会誌, 38(1)：69-77, 1996.
5）Tallents RH, Macher DJ, Kyrkanides S, Katzberg RW, Moss ME：Prevalence of missing posterior teeth and intraarticular temporomandibular disorders. J Prosthet Dent, 87(1)：45-50, 2002.

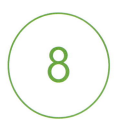

顎堤の変化と
メインテナンスの
かかわりを学ぼう

顎堤の解剖学的形態はインプラントの埋入ポジションに影響を与えます。また、埋入ポジションは、メインテナンスビリティに影響を与えます。このことをしっかりと理解して、インプラントのメインテナンスを考えましょう。

- 歯を失うと何を失うのか？
- 歯を失った顎堤はどう変化するのか？
- メインテナンスが行いやすいインプラントの歯冠形態は？

歯を失うと何を失うのか？

●症例3
再初診：2007年4月26日。60歳・女性（女性の平均寿命・86歳）
主訴：5|の咬合痛と歯肉の腫脹

　図1、2は、再初診時のX線写真です。主訴の5|に歯根膜腔の拡大が認められます。遠心頬側にフィステルが認められ、ガッタパーチャポイントをフィステルより挿入し、デンタルX線写真にて排膿経路を明示したところ、5|根尖付近からの感染が特定されました。

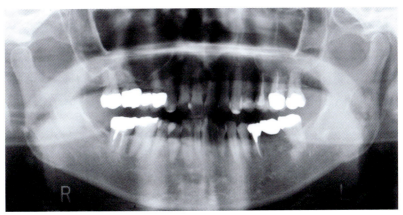

図❶　60歳・女性。再初診時（2007年4月26日）のパノラマX線写真

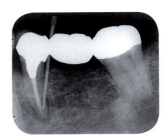

図❷　主訴の5|

歯根破折が疑われましたが、咬合調整と抗菌薬の投薬にて3ヵ月経過観察を行いました。しかし、遠心頬側隅角部に垂直的に深い歯周ポケットが認められ、歯根破折に起因するものと診断し、2007年8月4日、抜歯に至りました。

抜歯をしてから約3ヵ月経過後、診断用ステント（インプラント埋入位置を診断するための装置）を装着した状態のパノラマX線写真（**図3**）を観察すると、水平的な骨の喪失はないように認められます。

実際の口腔内（**図4**）では、頬側面観では欠損部の顎堤の垂直的な吸収はそれほど認められませんが、咬合面観では欠損部の顎堤で、とくに頬側より水平的な骨吸収が認められ、正面観からは頬側から歯の欠損部のみに顎堤の陥没が観察できます。

抜歯になった原因が、歯根破折であり、抜歯前のX線写真から歯の周囲骨に感染が少なかったため、顎堤の高さにほとんど変化が生じない結果となったのだと思います。ただし、顎堤の幅は歯の周囲骨に感染が少なくても頬側より喪失することを知る必要があります。

本症例より、歯を失うと骨も失い、それに伴って歯肉も失うことが理解できたと思います。歯を失ったその周囲骨に対する感染の程度によって、

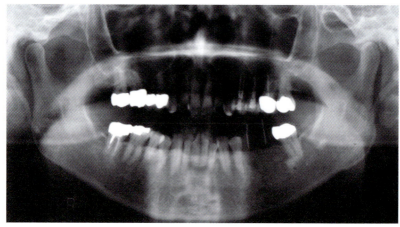

図❸　抜歯3ヵ月後（2007年11月14日）。診断用ステントを装着し撮影されたパノラマX線写真

失う骨や歯肉に差が生じます。たとえば、歯周炎が進行し、末期状態になって抜歯をした場合は、本症例と異なり、水平的にも骨と歯肉を失うことになります。

　つまり、すでに感染しており、予知性が乏しい歯を長期間残すことは、喪失後の治療を困難にさせ、健全な状態が取り戻せなくなることに繋がるのです。そのようなことも含め、患者へ正しい理解を促すことも、これから必要とされる歯科衛生士の職務といえます。

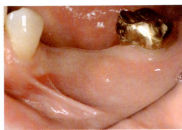
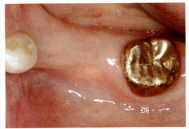
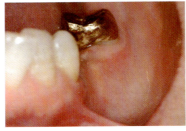

図❹　抜歯3ヵ月後の口腔内写真

歯を失った顎堤はどう変化するのか?

 歯の喪失後、症例のように周囲骨に感染が少なくても、なぜ舌側骨より頬側骨が吸収するのかを考察します（**図4**）。

　Araújoらは、抜歯後の顎堤の変化は8週間で著しい変化が起き、初めに束状骨が失われると報告しています[1]。束状骨とは、bundle boneと呼ばれ、歯槽を直接覆う骨です。骨は組織学的には、海綿骨と皮質骨の2種に分類されます。束状骨は歯根膜のシャーピー線維が埋入されていることから、皮質骨の変異型といわれ、X線写真では歯槽硬線として観察されます[2]。

　つまり、歯を支持している頬側の骨は薄く、大部分が束状骨で成り立っている場合、抜歯すると初期の段階で頬側の骨が喪失するのです。Trombelliらは、さまざまな文献から、抜歯後に舌側骨よりも頬側骨が喪失することは、ルールであると報告しています[3]。

　これらのことを先ほどの症例のパノラマX線写真（**図3**）とCT画像で検証します（**図5、6**）。当院での診断用ステントは、インプラントの上部構造の外形と理想的な埋入位置の2つの項目が造影されるように作製されています。インプラントを計画している5̅と、天然歯の5̅のCTでの断層面を観察すると、5̅の頬側骨は薄く、大部分が束状骨で成り立ち、舌側の骨は厚みがあることが理解できます。

　5̅相当部の抜歯後約3ヵ月の状態は、抜歯窩を確認でき、頬側から骨が失われていますが、舌側の骨は温存されているようにみえます。

　さらに6̅と、天然歯の6̅をCTでの断層面で観察すると、6̅も5̅と同様に頬側骨は薄く大部分が束状骨で成り立っています。6̅相当部はブリッジのポンティック部であったため、表層は皮質骨で覆われています。診断用ステントで示されている上部構造外形から、頬側骨が舌側骨より吸収していることが観察できます。

　Schroppらは、臼歯の抜歯後の顎堤の変化を3ヵ月、6ヵ月、12ヵ月

そもそも頬側と舌側の骨幅がこんなに違うんだ……

そもそも頬側の骨が薄いから骨吸収するんだ……

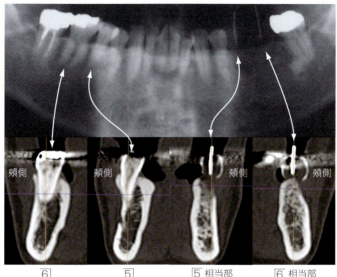

図❺ 抜歯3ヵ月後（2007年11月14日）。診断用ステントを装着し撮影されたCT断層図

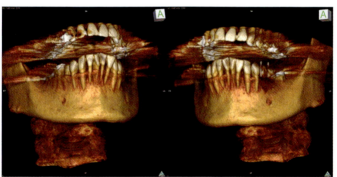

図❻ 同患者のCT三次元構築画像

歯を支えている頬側の骨が薄いことが実感できた……

歯を失うと水平的に頬側の骨が凹むのが理解できた！

で検証しました（**図7**）。抜歯後の顎堤の幅は、3ヵ月後で約30％、6ヵ月で約40％、12ヵ月で約50％に減少すると報告しています[4]。本症例も6̄の顎堤幅径と、6̄相当部の顎堤幅径を比較すると、歯を喪失している顎堤は、天然歯がある顎堤の約半分の幅径になっていることが観察できます（**図5**）。

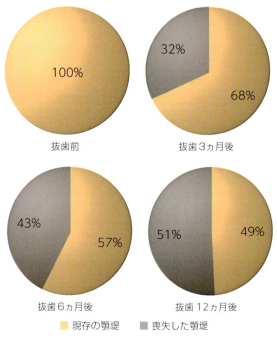

図❼　抜歯後の顎堤の変化（参考文献[4]より引用改変）

メインテナンスが行いやすいインプラントの歯冠形態は?

 歯を失って、顎堤の幅径が細くなっていることを理解したうえで、インプラントの幅径と上部構造の幅径の関係を検証し、メインテナンスが行いやすいインプラント周囲環境を考察します。

はじめに、臼歯の天然歯の歯冠幅径と歯頸部幅径を考察します。健全な歯周組織で歯列が整った天然歯は、メインテナンスが容易であることは、誰もが実感できると思います。このことは、メインテナンスを行いやすいインプラント周囲環境を考察するうえで、ヒントになります。図8に天然歯の歯冠幅径と歯頸部幅径を示しました[5]。近遠心の歯冠幅径と歯頸部幅径の差は1.5mm以内であることが理解できます。頰舌の歯冠幅径と歯頸部幅径には差がわずかしかないことがわかります。

以下に大臼歯2本を欠損した症例を想定して考察します。

大臼歯2本を欠損し、骨が吸収した顎堤に対して、レギュラー幅径の直径4mmのインプラントを埋入する場合はどうなるのでしょうか。

直径4mmのインプラントに天然歯の大臼歯歯冠を模倣した上部構造を装

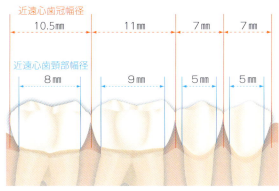
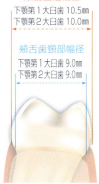

図❽ 天然歯の歯冠幅径と歯頸部幅径(参考文献[5]より引用改変)

着すると図9になります。エマージェンスプロファイル（歯肉溝底から立ち上がる歯冠形態）は、不自然な形態をインプラント上部構造に付与することになります。

　上部構造に不自然な形態を付与した場合の問題点は、P.38で述べたようにプロービングに関連します。インプラントのプロービングは天然歯よりも弱い15g重で計測します。さらにインプラント周囲粘膜には、天然歯のような歯周靱帯がないため、慎重に行う必要があります。不自然な形態を付与することは、プロービングを困難にさせ、加えて患者自身が行うプラークコントロールを難しくさせるという問題も生じるのです（図10）。

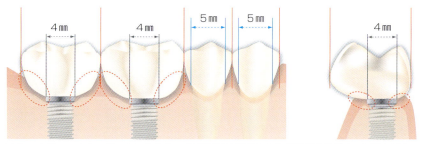

図❾　直径4mmのインプラントに大臼歯の歯冠形態を模倣した上部構造を装着すると不自然なエマージェンスプロファイルを付与することになる

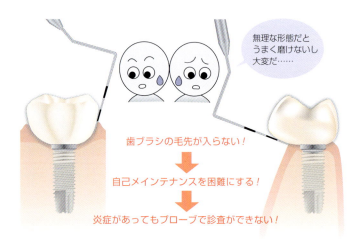

図❿　不自然なエマージェンスプロファイルを付与する問題点

直径4mmのインプラントに対して、大臼歯形態を模倣したインプラントの上部構造に移行的なエマージェンスプロファイルを付与するためには、インプラントの埋入深度を深くする必要性があります（figure 11）。

　インプラントの埋入深度を深くすることで、深いポケットを形成したり、インプラント周囲骨が薄いと周囲組織が退縮することをP.26で述べました。さらに付け加えると、figure 12のように、歯冠長が長くなりプラークコントロールを難しくさせるのです。

　以上の理由から、インプラントの上部構造を移行的な形態にするために、深く埋入されたインプラントもメインテナンスを困難にさせます。

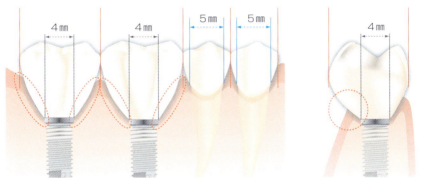

図⓫　大臼歯の歯冠形態を模倣した上部構造を移行的なエマージェンスプロファイルにするためには、インプラントを深い位置に埋入する必要がある

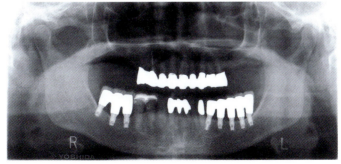

図⓬　上顎は可撤性義歯、下顎はインプラントで欠損補綴を行った症例。歯周病が原因で歯を喪失したため、上部構造が長くなり、自己メインテナンスが困難になる。清掃性を重視した治療計画が重要となる

第1章　インプラントの基礎知識 Q&A

つまり、直径4㎜のインプラントに対して、大臼歯形態を模倣したインプラントの上部構造は、メインテナンスを困難にさせ、インプラントの周囲環境を悪化させるという問題が生じるのです。
　そこで、大臼歯欠損部の吸収した顎堤に調和するインプラントの上部構造の形態を、どのように付与すればよいかを考察します。
　大臼歯欠損症例のX線写真とCT画像から顎堤の幅径と歯冠形態の相関を検証します（図13）。大臼歯欠損部の顎堤が、天然歯がある顎堤の約半分の幅径になっていることはP.110で述べました。
　大臼歯欠損部の狭くなっている顎堤は、小臼歯がある天然歯の顎堤に近似していることが観察できます。つまり、小臼歯の歯冠形態は大臼歯欠損部の吸収した顎堤に対して妥当性があると考えられます。
　大臼歯2本分の近遠心の歯冠幅径は約21㎜あり、小臼歯3本分の近遠心の歯冠幅径（7㎜×3本）と同じくらいの幅になります。歯冠欠損部の吸収した顎堤に、直径4㎜のインプラントを3本埋入することで、小臼歯

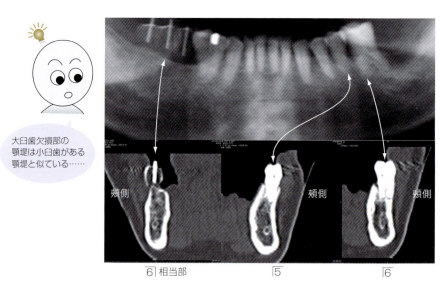

大臼歯欠損部の顎堤は小臼歯がある顎堤と似ている……

図⓭　大臼歯欠損部の吸収した顎堤に調和するインプラントの上部構造をCT断層図から考察。56歳・女性の診断用ステントを装着し撮影されたパノラマX線写真とCT断層図

の歯冠形態がインプラントの上部構造に付与されるため、近遠心および頬舌においても移行的なエマージェンスプロファイルを獲得できるのです（図14）。

つまり、大臼歯欠損部に天然歯の大臼歯の歯冠形態を模倣するには、インプラントの直径と大臼歯欠損部の吸収した顎堤の両方を考える必要があります。

インプラントの直径について考察すると、大臼歯の近遠心の歯冠幅径を約10㎜とした場合、直径4㎜のインプラントでは近遠心の両側に3㎜の差が生じます。国内で市販されている直径が太いインプラントは最大7㎜です。臨床的には直径6㎜以上のインプラントであれば、大臼歯の歯冠形態を模倣した上部構造と調和したエマージェンスプロファイルが獲得できます（図15）。

直径6㎜のインプラントを用いて補綴治療するためには、大臼歯欠損部の吸収した顎堤（頬側）に骨を増多することを治療の計画に加える必要があります（図16）。この2つの事項が両立することで、大臼歯欠損部に大臼歯の歯冠形態を模倣した上部構造と調和したエマージェンスプロファイルが初めて成立するのです[6]。

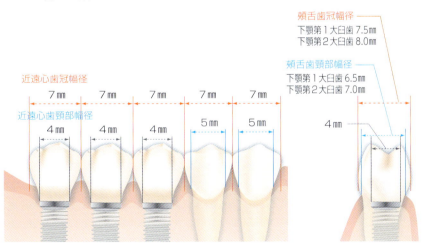

図⓮ 直径4㎜のインプラントに対して小臼歯の歯冠形態を上部構造に付与し、天然歯の歯周環境を模倣する

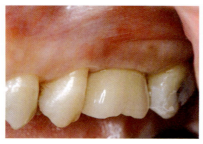
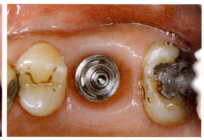

> 大臼歯の歯冠形態を模倣する上部構造はインプラントの太さと位置で決まるんだ……

> 上部構造の形態が適切だとインプラント周囲が健康的だ！

いいね！

図⓯ 42歳・女性。|6 相当部を直径6mmのインプラントで治療

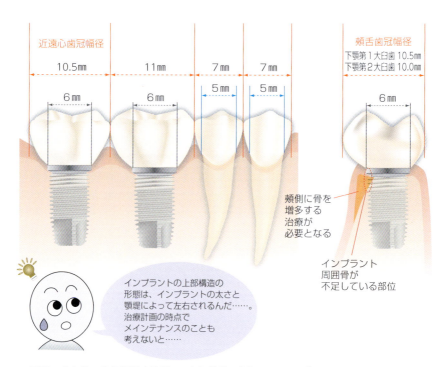

近遠心歯冠幅径　10.5mm　11mm　7mm　7mm
6mm　6mm　5mm　5mm

頬舌歯冠幅径
下顎第1大臼歯 10.5mm
下顎第2大臼歯 10.0mm
6mm

頬側に骨を増多する治療が必要となる

インプラント周囲骨が不足している部位

> インプラントの上部構造の形態は、インプラントの太さと顎堤によって左右されるんだ……。治療計画の時点でメインテナンスのことも考えないと……

図⓰ 大臼歯の歯冠形態を模倣した上部構造と直径6mmのインプラント

【参考文献】
1) Araújo MG, Lindhe J：Dimensional ridge alterations following tooth extraction. An experimental study in the dog. J Clin Periodontol, 32(2)：212-218, 2005.
2) James K.Avery（編）：口腔組織・発生学 第2版. 医歯薬出版, 東京, 1999.
3) Trombelli L, Farina R, Marzola A, Bozzi L, Liljenberg B, Lindhe J：Modeling and remodeling of human extraction sockets.J Clin Periodontol, 2008：35(7)：630-639. Epub 2008 May 21.
4) Schropp L, Wenzel A, Kostopoulos L, Karring T：Bone healing and soft tissue contour changes following single-tooth extraction- a clinical and radiographic 12-month prospective study. Int J Periodontics Restorative Dent, 23(4)：313-323, 2003.
5) Major M. Ash Jr. BS DDS MS MDhc：Wheeler's Dental Anatomy, Physiology and Occlusion. W.B.Saunders Company,1984.
6) 小川洋一, 岩井理子：三次元的に考えるインプラント治療（1）歯周環境から考察するインプラント治療. 日本歯科評論, 68(1)：137-145, 2008.

第 2 章

見て覚えよう！
インプラントの
実践テクニック

インプラントの手術環境作りは歯科衛生士の大切な役割です。
無菌環境で手術を行うことは口腔外科の基本です。
ステップ写真でしっかりと無菌テクニックを学びましょう。
また、メインテナンスで使用するアイテムには、どのようなものがあるか
ご存じですか。必要な道具を揃えてメインテナンスの精度を上げることも
重要なステップです。常に情報を収集して有用な道具を揃えましょう。

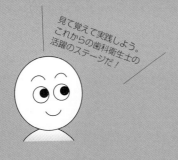

見て覚えて実践しよう。
これからの歯科衛生士の
活躍のステージだ！

1 無菌テクニックをマスターしよう!

歯科衛生士の大切な役割の一つとして、外科治療を円滑に行うための準備が挙げられます。埋入手術に際しては、可及的に無菌的な手術環境で行うことが求められます。無菌テクニックをステップ写真で解説します。

● 手術時の手洗い

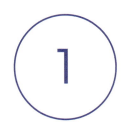

1. 指先から前腕部、肘関節上部まで流水ですすぐ

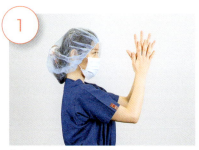

2. 消毒用石鹸を用いて指先、指間を十分にもみ洗いする

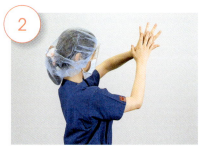

3. 指の一本一本をもみ洗いする

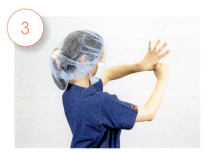

4. 手背をもみ洗いする

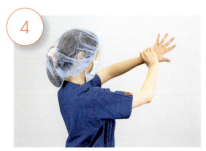

手洗いの目的は、通過細菌の洗浄殺菌除去し、手術中に手袋が破損した場合や、肉眼では確認できないピンホールの発生などで、術野汚染のリスク軽減にあります。

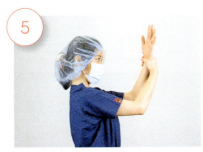

手関節をもみ洗いする

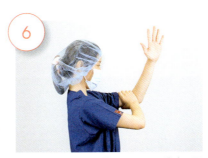

肘関節の上までもみ洗いしたのち、流水で石鹸を洗い流す

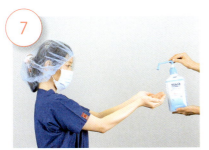

速乾性擦式手指消毒剤を適量手のひらに取る

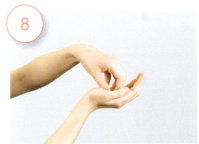

爪の間、指先に浸すように擦り込む

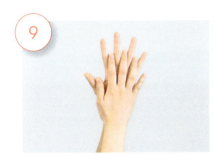

手掌、指間、指背に擦り込む

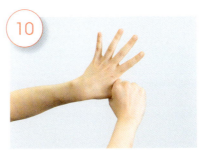

指から肘関節上まで擦り込んだ後、同じ手順でもう片方の手も行う

● 滅菌ガウンと滅菌グローブの装着

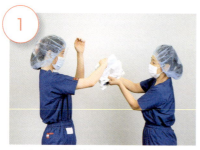

マスク、帽子を装着し、手洗いが終了した後、介助者より滅菌ガウンを受け取る

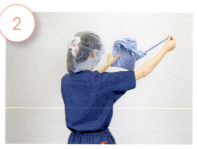

滅菌ガウンの内側を持ち、片方の手でガウンの襟紐の端を持ち、介助者に渡す

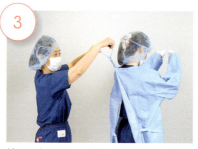

袖から手を出さない状態で滅菌ガウンを装着する。介助者は襟紐、腰中紐の順に結ぶ

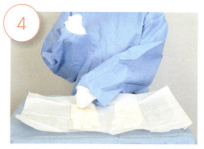

滅菌グローブの包装を開き、左手で右手袋の折り返し部分の端の内面側のみを持つ

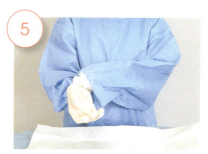

指先の方向を確認し、滅菌グローブの折り返し部分を引き寄せるようにして右手を中に入れていく

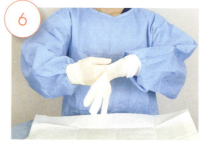

右手指先を左手袋の折り返しの中に入れて持ち、方向を確認し、左手を左手袋の中に入れる

手術環境を清潔な状態に保ち、清潔な状態で手術を行うことが大切です。また、患者から術者への感染リスクを予防することにも役立ちます。

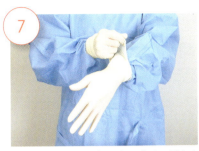

右手の滅菌グローブが、左の表皮に触れないよう注意しながら、右手で左手袋を滅菌ガウンの上まで引き寄せる

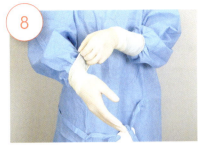

左手袋装着後に、左手で右手袋の折り返しの表面側を持ち、滅菌ガウンの上まで引き寄せる

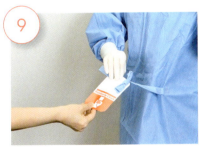

滅菌ガウンの腰紐についている把持部を介助者に渡す

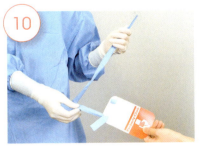

把持部を持って介助者が腰紐を回した後、滅菌ガウン装着者が腰紐を結ぶ

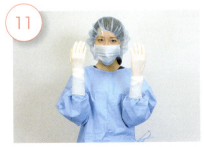

滅菌ガウン装着後、滅菌ペーパータオルと生理食塩水で付着しているタルクを清拭する。手は手術開始まで下げない

グローブやガウンの装着には、ルールがあるんだ！
ポイントは、触れてよい場所といけない場所。
外科処置の基本だね

● 無菌テクニックによる器具出し

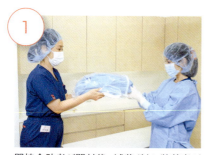

1. 間接介助者が開封後、滅菌ガウン装着者が外袋に触れないように滅菌シートを取り出す

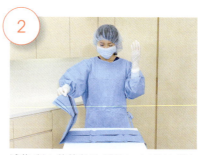

2. 滅菌ガウン装着者が、滅菌シート以外に触れないよう注意しながら広げる

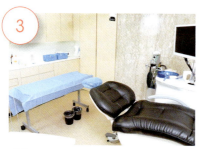

3. 滅菌シートを器械台に広げる、シート表面が不潔にならないよう注意する

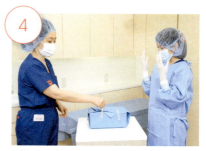

4. 間接介助者がカストの滅菌シートを開封する

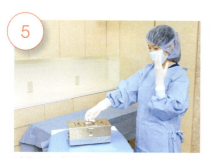

5. 滅菌ガウン装着がカストを開封する

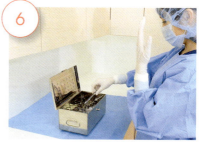

6. 滅菌ガウン装着者がカストから手術器具を取り出す

歯科衛生士は手術室の環境作りと準備も行います。
無菌的手術室の環境作りは、手術を受ける患者を感染から守る重要な責務です。

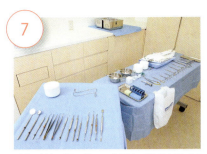

7 手術手技の順に沿って使用する器具を並べる

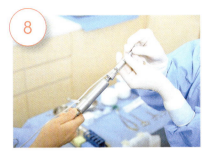

8 滅菌ガウン装着者がコントラヘッドを、間接介助者がモーターを持ち接続する

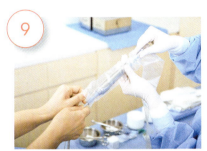

9 滅菌ガウン装着者が滅菌コードカバーをコントラ側より被せ、間接介助者が折り回した尖端を持ち引き寄せながらコードを覆う

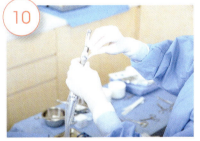

10 滅菌ガウン装着者が、コードカバーがズレないように、滅菌したテープを用いコントラと固定する

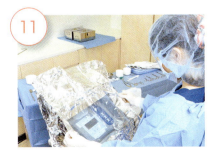

11 形成モータの本体を滅菌シートで覆うことで、術者や直接介助者が操作することができる

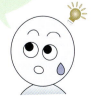

日常の準備の仕方とはかなり違うなぁ。時間もかかりそうだし。
インプラント治療って、歯科衛生士の活躍する場がたくさんあって楽しそうだ！！

● 口腔内外の消毒とドレーピング

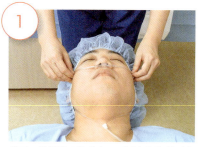

1. 帽子、手術着を装着させ、間接介助者が鼻孔に酸素カニューラを固定する

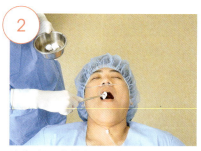

2. 滅菌ガウン装着者が口腔内の消毒を行う。滅菌ガーゼ球を用い、0.02％アクリノール液で清拭する

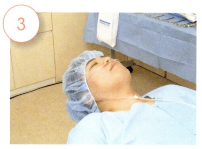

3. 手術部位、歯肉粘膜、口蓋、舌の順に各3回行う

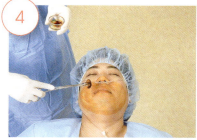

4. 滅菌ガウン装着者が滅菌ガーゼ球を用い、10％ヨードチンキを口唇から外側に向かって頸部まで清拭する

こうした準備をして手術に臨むんだ……。
患者さんがビックリしないように事前に説明しておかないと！

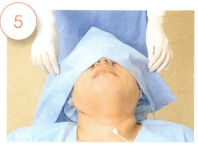

5. 清拭終了後、頭部に滅菌シートを固定する

滅菌できない部分は、滅菌ドレープで覆います。術野の清潔を保つことと、清潔域と非清潔域を明確に区別することができます。

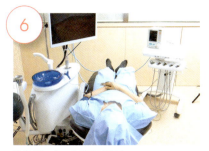

⑥ 生体モニターの装着を行う

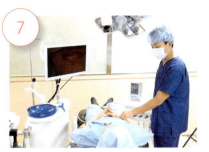

⑦ ドレーピングの前に静脈の確保を行う

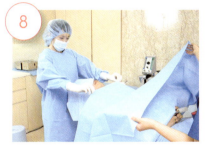

⑧ 滅菌ガウン装着者が滅菌シートを持ちながら、一方を間接介助者に渡し、介助者は下肢側の内側を持ちながら広げる

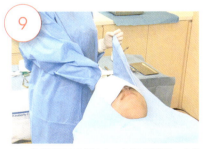

⑨ オトガイ下部より緩まないように滅菌シートを頭頸部に固定する

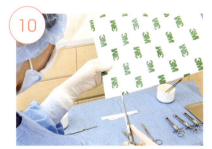

⑩ 患者の口唇の大きさに合わせてサージカルドレープをカットする

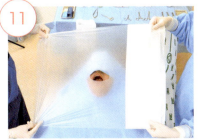

⑪ 滅菌ガウン装着者2名でサージカルドレープを広げて持つ

第2章 見て覚えよう！インプラントの実践テクニック

● 口腔内外の消毒とドレーピング

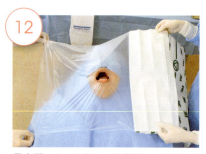

最大開口させながら、口唇周囲より周囲に向けて貼り付ける

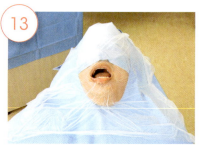

サージカルドレープを貼り付けた状態

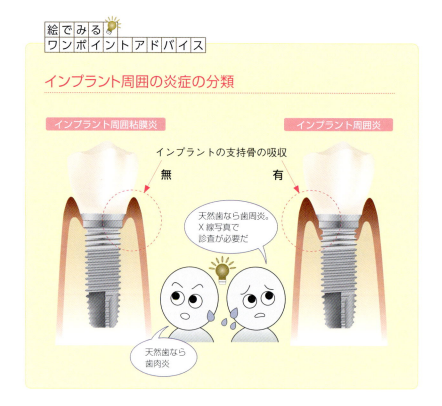

● インプラント手術室内における器具の配置例

清潔域と非清潔域の役割と立ち位置を守ることが、無菌テクニックでは重要です。

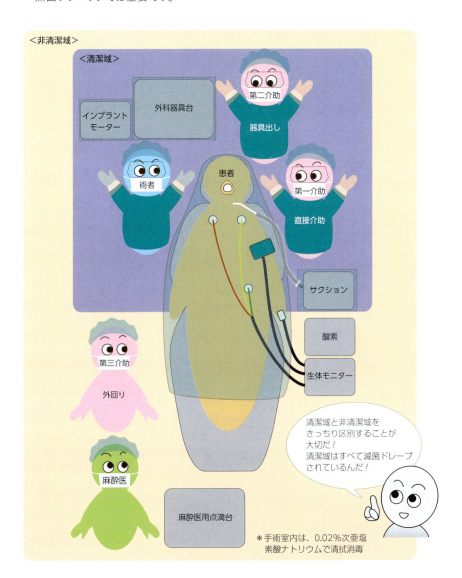

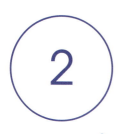

インプラントのメインテナンスをマスターしよう！

歯科衛生士は、メインテナンスをいつごろから開始すればよいでしょうか。メインテナンスはさまざまな要素に左右されるため、治療が終わってから考えるのではなく、メインテナンスが行いやすい環境になるように治療する必要があります。

つまり、メインテナンスは治療計画のときから始まっているのです。

1 メインテナンスが必要な部位

2 インプラント埋入ポジションがメインテナンスに影響を与える要素

3 自己メインテナンスへの理解を深め、適切なツールを知ろう

4 プロフェッショナルメインテナンスの手技とツール

メインテナンスが必要な部位

1）残存歯

多くの症例では、インプラント治療だけでなく、残存歯の歯周治療や補綴治療を平行して行っていることも、よく見受けられると思います。また、予後観察期間が長くなれば、患者の加齢とともに口腔内全体のメインテナンスがますます重要になってきます。このことからもインプラントのみならず、天然歯も治療計画の時点で予後について検討しておく必要があります。

インプラント治療は、欠損補綴治療によって顎口腔系の機能回復を行うことと同義であると考えます。すなわち、長期的な維持安定には、残存歯の良好な予後も欠かせません。

初診時の欠損部のみに注目するのではなく、なぜ欠損に至ったか、そして欠損が生じたことで何が起こっているかを注意深く観察し、残存歯のこれからに想像を巡らせましょう。

次に予後の評価を力と感染の2つのポイントから考えてみましょう。

①力のポイント

天然歯、既補綴歯ともに、咬合面の咬耗の状態から、パラファンクションの有無と側方運動時の非作業側の咬頭干渉とを合わせて観察しましょう。

また、動揺度と咬合時のフレミタス、咬合接触ポイント、咬合平面と歯の長軸など、残存歯に対して咬合力がどのように伝わっているかを初診時に観察すること、治療終了時からリコールごとに上記の項目が変化しているか、変化しているのなら、どのように変化しているのかを注意深く観察し、記録することが大切です。

②感染のポイント

未治療歯と既治療歯で分けるとわかりやすいと思います。

未治療歯では歯周ポケットの深さ、歯頸ラインの連続性に注意しながら歯周環境や歯列の状態を観察します。また、X線写真を用いて歯槽骨の状態を観察します。このようにして炎症の有無のみならず、口腔内環境を全

体として捉えたメインテナンスビリティを観察することで、初診からメインテナンスまでリスクを考慮に入れた患者管理を行うことができるのです。

既治療歯では上記に加えて、補綴物の精度、失活歯ではX線写真による根管治療の状態やポストについても観察が必要となります。補綴物マージンの適合は、予後に影響を与えます。不適合は二次う蝕の原因になります。また、歯肉縁下でのマージンの不適合や不適切なエマージェンスプロファイルの存在は、歯周疾患の原因にもなります。

インプラントに隣在する失活歯に根尖病巣が生じている場合、感染がインプラントに波及する危険があります。感染がインプラントに波及すれば、インプラントの脱離に繋がります。

メインテナンス業務を、健全な口腔内の維持と捉えるならば、治療をスタートする時点で、担当医と十分なディスカッションを行い、メインテナンスを困難にさせる要素を抽出し、治療計画に加えることが大切です。

2）インプラント

インプラントのメインテナンスでの注意点は、天然歯と同様であると考えてよいでしょう。すなわち、感染と力の2項目であり、長期予後に影響を与えるリスクもこれらに着目して抽出すればよいと考えます。

また、インプラントのメインテナンスを行うためには、チタンに対する特性を理解することも大切です。

①インプラントの硬さ

歯科用インプラントの厚生労働省の承認基準（**表1**）[1]から、ASTM（アメリカ材料試験協会）規格の硬度（ビッカース）では、純チタンは153〜161HV[2]、チタン6-アルミニウム4-バナジウム合金は約340HV[3]となります。

歯周ポケットプローブの日本工業規格（JIS T 5418）によると、材質はステンレス硬度200HV以下、または247HV以下[4]となっています。また、歯科用キュレットの日本工業規格（JIS T 5420）によると、材質はステンレス硬度600HV以下または700HV以下[4]となっています。

つまり、インプラントが純チタンの場合は、歯周ポケットプローブ、歯

表❶ インプラントの硬度(参考文献[1〜4]を引用改変)

原材料	原材料規格	硬度(ビッカース 単位HV)
チタン	ASTM F 67 Grade1,2,3,4[1]	153〜161[2]
	JIS H 4650 2種[1]	110以上[4]
	JIS H 4650 3種[1]	180以上[4]
チタン6-アルミニウム4-バナジウム合金	ASTM F 136[1]	340.51±6.20c[3]

表❷ チタンの耐食性(参考文献[8]を引用改変)

薬剤	低濃度	高濃度
塩化ナトリウム NaCl	−	−
有機溶媒	−	−
塩酸 HCl、硫酸 H_2SO_4、硝酸 HNO_3	−	±
乳酸 $CH_3CH(OH)COOH$	−	−
シュウ酸 $(COOH)_2$	±	±
フッ酸 HF	++	+++
フッ化ナトリウム NaF pH>5.5	−	±
フッ化ナトリウム NaF pH<5	+	++
水酸化ナトリウム NaOH	±	++
炭酸(リン酸、硼酸)ナトリウム	±	+
過酸化水素 H_2O_2	±	++

科用キュレットスケーラーを使用すると、インプラントを傷つけてしまうのです[5]。歯周ポケットプローブは、プラスチック製を使用し、スケーラーはプラスチック製、またはチタン製のインプラント用スケーラーを用い、インプラントを傷つけない器具を使用しなくてはなりません[6,7](P.143〜参照)。

②インプラントを腐食させる薬剤

　チタンの耐食性について、**表2**に示します[8]。

　フッ素の濃度とチタンの腐食との関係は、1,000ppm濃度のフッ素であれば、チタンおよびチタン合金ともに腐食が起こらなかったと報告されています[2]。厚生労働省の薬事法における歯磨剤のフッ化物濃度承認基準は、1,000ppm以下と定められていますので、フッ化物含有歯磨剤の濃

度ではチタンの腐食は起こらないといえます。

　ただし、高濃度のフッ素9,000ppmでは、チタンに深刻な腐食が起きたと報告されています[9]。フッ素塗布に用いる薬剤のフッ化物濃度は、9,000ppmですから、インプラントを腐食させてしまいます。さらに、pH5より酸性のフッ素含有剤は、低濃度でもチタンを腐食する要因となります[8]。

　また、過酸化水素水とチタンの腐食の関係は、濃度が高くなると腐食を起こすため注意が必要です[8]。インプラント周囲のプラーク除去にオキシドールによる清拭を行ってはいけません。

【参考文献】
1) 歯科用インプラント承認基準の制定について．厚生労働省　薬食発第0525004号平成21年5月25日．
2) Materials and Coatings for Medical Devices:Cardiovascular. ASM International.2009 -Medical
3) da Rocha SS, Adabo GL, Henriques GE, Nóbilo MA：Vickers hardness of cast commercially pure titanium and Ti-6Al-4Valloy submitted to heat treatments. Braz Dent J. 17(2):126-129, 2006.
4) 日本工業標準調査会　JIS 規格（JIS T 5418）（JIS T 5420）
5) Fox SC, Moriarty JD, Kusy RP：The effects of scaling a titanium implant surface with metal and plastic instruments: an in vitro study. JPeriodontol, 61(8):485-490, 1990.
6) Matarasso S, Quaremba G, Coraggio F, Vaia E, Cafiero C, Lang NP：Maintenance of implants: an in vitro study of titanium implant surface modifications subsequent to the application of different prophylaxiss bprocedures. Clin Oral Implants Res. 7(1):64-72, 1996.
7) Mann M, Parmar D, Walmsley AD, Lea SC：Effect of plastic-covered ultrasonic scalers on titanium implant surfaces. Clin Oral Implants Res, 23(1):76-82, 2012. doi: 10.1111/j.1600-0501.2011.02186.x. Epub 2011.
8) 吉成正雄：インプラント材料とその表面：その1．インプラント材としてのチタン．歯科学報,103(5): 313-319.
9) Noguchi T, Takemoto S, Hattori M, Yoshinari M, Kawada E, Oda Y：Discoloration and dissolution of titanium and titanium alloys with immersion in peroxide- or fluoridecontaining solutions. Dent Mater J, 27(1):117-123, 2008.

2 インプラント埋入ポジションがメインテナンスに影響を与える要素

　インプラントのメインテナンスを行う際に注目しなければならないポイントがあります。それはインプラントの三次元的な埋入ポジションです。インプラントの埋入ポジションは、インプラントの周囲組織の形成に関係し、そのことがメインテナンスビリティに影響を与えます。

　したがって、繰り返しになりますが、インプラント埋入計画の時点から、メインテナンスを考えることが必要なのです。メインテナンスを考えた埋入ポジションにインプラントを埋入することは、症例によっては埋入術式を複雑にしたり、骨増多の応用が必要であるため、術前に十分な説明が欠かせません。インプラント治療に携わる歯科衛生士は、このことを理解して患者説明の役割を担うことも責務となるでしょう。

1）インプラントと天然歯の三次元的位置関係の相関

　残存歯に隣接するインプラントでは、骨縁の形態をなるべく平坦にすることが必要です。天然歯とインプラントの歯周環境の違い（P.21、35）に着目するとよく理解できます。

　インプラントを残存歯の骨レベルより深く埋入すると、深い歯周ポケットを形成します。また、埋入ポジションがより頬側に位置すると、骨幅が減少し将来的に骨吸収が生じる可能性があります。しかし、舌側に位置すると、歯頸部形態の不良からメインテナンスビリティが悪くなります。

2）インプラントとインプラントの三次元的位置関係の相関

　複数のインプラントを連続して埋入してある症例では、頬舌（口蓋）側の位置関係、埋入深度、埋入間隔の3つに注意します。

　頬舌（口蓋）側の位置関係、埋入深度は、インプラントの生物学的幅径（P.24、26）によりインプラント周囲骨レベルを決定する要素です。各インプラント周囲粘膜溝を均一に保つためには、周囲骨のレベルを平坦にする必要があります。したがって、インプラントの埋入は連続性を保つ必要があるのです。

埋入間隔は、インプラント上部構造の近遠心的なエマージェンスプロファイルに影響を与えます。近接しすぎても、離れすぎてもメインテナンスビリティが低下します、3㎜の間隔によって最適な近遠心的なエマージェンスプロファイルを獲得できるでしょう。

　上記のことに着目することで、メインテナンスにおいて症例を見る目が養われます。

　何がメインテナンスを容易にさせ、何が困難にさせる要素かを症例ごとに考えてメインテナンス業務に役立てましょう。

3 自己メインテナンスへの理解を深め、適切なツールを知ろう

　患者が自己メインテナンスを自発的かつ積極的に行うように動機づけすることは、多くの歯科衛生士が難しいと感じていると思います。それは、患者への動機づけをメインテナンスを始める時点で行っているからなのかもしれません。「メインテナンスの動機づけ」と捉えずに、歯科治療行為への患者参加の一環としてメインテナンスを捉えてみましょう。

　初診時から、術前検査の説明、説明資料の製作、治療計画の説明、患者の不安を取り除くための治療のメリット・デメリットの説明と治療計画選択の相談、長期的な視野に立ったリスクの抽出をもとにした長期的な予後の相談、初期治療や治療に必要なアポイントの管理、治療中のアシスタントと当日の治療内容の説明など、常に患者の側にいるのは歯科衛生士です。

　複雑で長期にわたる一口腔単位の治療のなかで、常に専門的なサポートをする存在として患者教育を行い続けることが大切です。そうすることで、メインテナンスに移行する時期には、すでに患者自身が何をすればよいかを理解しており、動機づけも終了していることでしょう。

　歯科衛生士はメインテナンスのみを担当するのではなく、初診からメインテナンスまでの歯科治療に一貫して参加するのです。治療チームの一員として役割を担当することで、メインテナンス時のリスクが見えてきます。

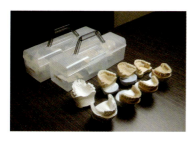

図❶　患者のスタディモデルは、術前、診断用ワクシング、治療終了時のものを保存するとよい。保存の際には咬合器のマウントは外さない。メインテナンス移行5年、10年と節目の年にスタディモデルを作製し、比べることで多くの発見がある

　治療終了後は、口腔全体の評価のために検査を行います。検査の内容として、X線写真撮影とチャート記入は少なくとも必要だと思います。咬合の再構築を行う必要がある全顎的な症例では、スタディモデル（図1）、口腔内写真を含めた記録を採得することが理想です。これらの検査は今後のメインテナンスのベースラインになります。

　歯科衛生士は、この術前と術後の検査を患者とともに確認し、それまで行った治療の内容を流れに沿って説明します。患者自身が失われた機能を取り戻す大変さを理解することで、自発的に残存歯やインプラントを守りたいという気持ちが高まります。

　日常の自己メインテナンスの方法は、天然歯の自己メインテナンスに準じて行うよう指導すればよいでしょう。

　特別なことは必要ありませんが、当院で使用している歯ブラシを紹介します（図2、3）。この歯ブラシは、市販の歯ブラシの毛先2列以降の部分を引き抜いたもので、始めは歯周病患者に対して、ポケット内の細菌を物理的に除去するために改造しました。

　UCLA歯周病科名誉教授 Dr. Henry Takei 先生より、歯周病原因菌は嫌気性であるため、バトラーのラバーチップをポケット内に挿入することによって、酸素が歯周ポケット内に入り、細菌を減らすのに有効と教えてもらいました。実際に患者へ指導を行うと、ラバーチップをポケット内へ入れるのは難易度が高く、歯ブラシをラバーチップと同等に入れる方法を考えました。

　3列の歯ブラシをブラシの先端部を1段、2段、3段まで改造し、臨床

実験したところ2段の歯ブラシが歯周ポケット内に入れるのに有効でした。ラバーチップよりも歯ブラシのほうが患者に受け入れられやすく、酸素をポケット内に入れるだけではなく、毛細管現象で細菌を減らすのに有効と考え、歯周基本治療時に患者に指導しています。

　また、各メーカーより有用なケア用品が提供されています（図4〜10）。

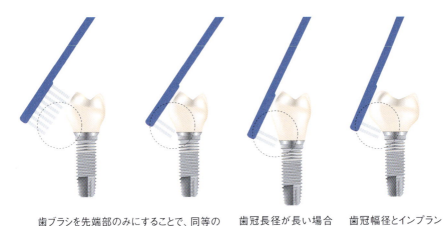

歯ブラシを先端部のみにすることで、同等の角度でもインプラントと上部構造界面へ簡単に到達できる

歯冠長径が長い場合は、インプラントと上部構造界面がより根尖側になるため、改造歯ブラシのほうがセルフケアを容易にする

歯冠幅径とインプラント径に差が生じている症例に対しても、改造歯ブラシのほうがインプラントと上部構造界面に到達しやすい

図❷　市販の歯ブラシ（左）と改造歯ブラシのインプラントと上部構造界面への到達比較

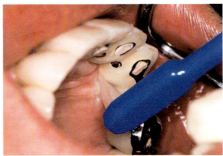

図❸　インプラントの口蓋側や舌側のセルフケアは、改造歯ブラシで指導している

インプラントおよび歯周病患者に適した歯ブラシ・音波歯ブラシ

商品名：インプラントケア
販売本数単位：単品 12 本入り / 箱

商品名：インプラントキット
販売本数単位：6 セット / 箱
セット内容
- インプラントケア 1 本 / 舌側面や最遠心部に適している。
  ブラシの硬さ：やや柔らかめ
  ブラシの長さ：9mm
  ヘッドの大きさ：幅 11.35mm、長さ 6.55mm
- インプラント・矯正ブラシ 1 本 / 2 列の幅の狭い歯ブラシで頬側の深い歯頸部にも適している。
  ブラシの硬さ：柔らかめ
  ブラシの長さ：10.8mm
  ヘッドの大きさ：幅 中央部 6.6mm、長さ 25mm
- オリジナル歯間ブラシSS（レッド）1 本 または オリジナル歯間ブラシ M（イエロー）1 本 各3セット / メタルワイヤーは歯面や補綴物を傷つけないようにプラスティックでコーティングされている。
販売元：クロスフィールド株式会社

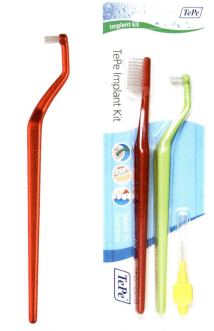

図❹　インプラントケア　　図❺　インプラントキット

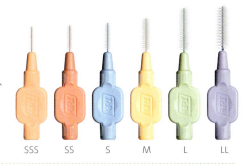

図❻　エクストラソフト歯間ブラシ
オリジナル歯間ブラシよりも柔らかく、インプラント周囲に付着歯肉がない症例にも適している。メタルワイヤーは歯面を傷つけないようにプラスティックでコーティングされている

商品名：エクストラソフト歯間ブラシ
販売本数単位：・単品 8 本入り 10 パック / 箱（1 パック単サイズ 8 本＋キャップ 1 本入り）
- アソートパック 10 パック / 箱 1 パック 8 本入り（パステルオレンジ 1 本、パステルレッド 1 本、パステルブルー 2 本、パステルイエロー 2 本、パステルグリーン 1 本、パステルパープル 1 本＋キャップ 1 本入り）
- 単品 25 本入りパック（1 パック単サイズキャップ付 25 本入り）
販売元：クロスフィールド株式会社

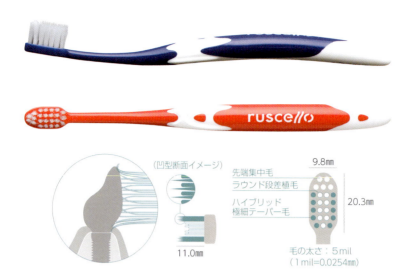

図❼ ルシェロ歯ブラシ I-20 インプラント。4列植毛でヘッドの横幅が広く、インプラントの上部構造全面にフィットするように設計されている。全体的にケアするのに適している。天然歯のケアも可能

商品名：ルシェロ歯ブラシ I-20 インプラント
販売本数単位：5本入り/箱（ブルー3本、レッド2本）、20本入り/箱（ブルー、レッド各10本）
ブラシの硬さ：柔らかめ
ブラシの長さ：8.5～11.0mm
ヘッドの大きさ：幅 9.8mm、長さ 20.3mm
販売元：株式会社ジーシー

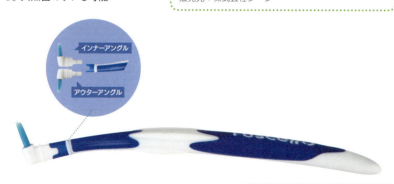

図❽ ルシェロペリオブラシ（ハンドル付き）NO.1T 歯面に当てると植毛が平型に変化し、ポケット内へ挿入しやすい形状になっている。写真はアウターアングル（外向き）で180°回転させてインナーアングル（内向き）へ変えられる。インプラントの埋入位置が骨縁下で深いポケットに対応できる。天然歯の深いポケットにも有効

商品名：ルシェロペリオブラシ（ハンドル付き）NO.1T
販売本数単位：5袋入り/箱（ハンドルブルー1本、替えブラシ2個、キャップ1個、着脱ケース1個）
ブラシの硬さ：柔らかめ
ブラシの長さ：8.5mm
ヘッドの大きさ：径 2.4mm
販売元：株式会社ジーシー

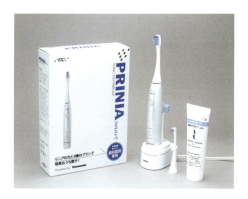

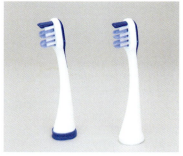

カーブフロートブラシ
歯の凹凸に合わせて毛束が上下する特殊なフロート構造で、プラークの効率的な除去が可能

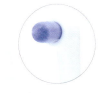

ワンタフトブラシ
通常では届きにくいポイント磨きに適している

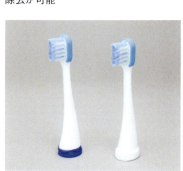

ステインオフブラシ
菱形の密集毛が歯面にしっかり密着し、歯を傷つけずにステインを除去

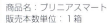

商品名：プリニアスマート
販売本数単位：1箱
セット内容
- プリニアスマート本体1台
- 充電器（ブラシスタンド付）1個
- カーブフロートブラシ1本
- ステインオフブラシ1本
- ワンタフトブラシ1本
- 音波＆電動歯ブラシ用歯みがきペースト1本
- 取り扱い説明書

振動：31,000回/分
振動モード：ノーマル（ソフトスタート機能付）、ソフト、S-ソフト
本体の重量：90g
歯みがき目安時間：2分30秒ごとに一時停止
販売元：株式会社ジーシー

図❾　プリニアスマート

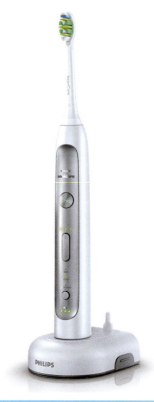

商品名：フィリップスソニッケアー　フレックスケアープラチナ
販売本数単位：1箱
セット内容：
- ハンドル1台（ブラシは別売）
- 充電器1個（海外での使用可）
- トラベルケース1個
- 保証書（2年）
- ブラシはテーラーメイド方式を採用
※テーラーメイド方式とは……
　歯科医院にて患者に合った替えブラシを選択し、販売する方式。
3種類のブラシより選択が可能（サイズ2種類／スタンダード・ミニ）
- ダイヤモンドクリーンブラシ
- インターケアーブラシ
- センシティブブラシ

振動：31,000振動／分
振動モード：クリーン・ホワイト・ガムケア
強さ設定：高（ノーマル）・中（センシティブ）・低（エキストラソフト）
（3種類の振動モードと3種類の強さ設定により患者に合った設定が可能）
その他の機能：過圧防止センサー・イージースタート機能など。
本体とブラシの重量：143g
歯みがき目安時間：約2分（振動モードにより2〜3分）30秒ごとに一時停止
販売元：株式会社ヨシダ

3種類のブラシより選択

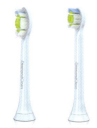

スタンダード　ミニ

ダイヤモンドクリーンブラシ
高密度に植毛されたひし形のブラシで、従来よりも高い歯垢除去能力。オールマイティーなブラシで自然な白い歯に近づける歯ブラシ

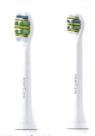

スタンダード　ミニ

インターケアーブラシ
長さの異なる毛先を採用し、歯間の奥までキレイにするので、歯間の磨き残しがある方にも適している

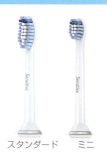

スタンダード　ミニ

センシティブブラシ
やわらかな毛先でより歯と歯肉にやさしく、付着歯肉が喪失しているインプラント周囲に適している

図❿　フィリップスソニッケアー　フレックスケアープラチナ

4 プロフェッショナルメインテナンスの手技とツール

1) プロービング

インプラントは天然歯よりも感染と力に弱いことを常に念頭におき、メインテナンスに携わることが重要です。Koldslandらは、351本のインプラントのうち、249本のインプラントに炎症が認められたと報告しています[1]。つまり、70.9%の高い確率でインプラントに炎症があるということです。

したがって、歯肉の炎症の有無を丁寧に観察する必要があります。プロービングが必要な場合は、天然歯用のプローブは使えません。P.132に記載した理由からインプラント専用のプローブを使用する必要があります（図11、12）。

インプラント専用のプローブ

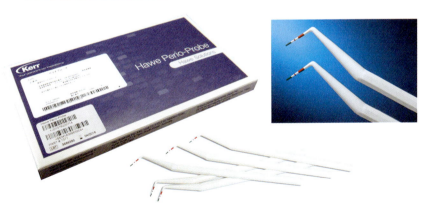

図⓫　ペリオプローブ
カラーコード表示されており、先端から3mmはグリーン表示で患者が自己メインテナンスが可能な数値であることを確認しやすい。グリーンを超えたポケットは自己メインテナンスが困難であり、定期的な歯科医院でのメインテナンスが必要であることを患者に伝えやすい

商品名：ペリオプローブ
販売本数単位：2本セット、5本セット
PPSU樹脂製、目盛3・5・7・10mm
特徴：オートクレーブ可能 134℃ 3分
販売元：カボデンタルシステムズジャパン株式会社

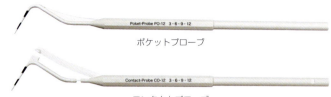

ポケットプローブ

コンタクトプローブ

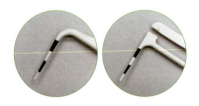

商品名：ポケットプローブ、コンタクトプローブ
販売本数単位：12本セット
特殊プラスチック製、目盛 3・6・9・12㎜
（他にも 2・3・4・5・7・9㎜と 3.5・5・8.5・11.5㎜の目盛がある）
特徴：滅菌、薬液消毒可能
販売元：日本歯研工業株式会社

図⓬　ポケットプローブ、コンタクトプローブ
細く柔軟性があり、ポケットに挿入しやすい。目盛りは著者が日常使用しているステンレス製のプローブと同様なため、数値を読み取りやすい。コンタクトプローブはコンタクトポイントが接触したとき20gになるよう設計されている（プロービング圧：天然歯25g、インプラント15g）

2）プラーク除去

　プラークの沈着がみられる場合は、プラーク除去を行います。このときに大切なのは、プラークの蓄積を患者に認識してもらうことです。

　プラークは、基本的には歯ブラシやデンタルフロスを用いて除去します。なぜならば、特別な道具を用いるのではなく、歯ブラシやデンタルフロスの自己メインテナンスツールでプラーク除去が可能であることを認識してもらうためです。

　そのためにも、治療のゴールは、自己メインテナンスが可能な状態にすることを目標にする必要があるのです。

　しかし、歯ブラシのみでプラークを除去しきれない症例に遭遇することもありますし、場合によっては患者のパーソナリティーによっても左右されます。

　歯ブラシが届かない、インプラント周囲粘膜溝深くのプラークの除去には、25μmのグリシンを用いたエアフローが有用な手法です（**図13**）。軟組織への侵襲とチタン表面に損傷を与えることなく、効率のよい歯肉縁下のプラーク除去が可能です。

とくにインプラントの埋入位置が不良で、上部構造のエマージェンスプロファイルが不適切に与えられた症例では、メインテナンスツールのアクセスが困難です。そのような症例に、最も適しています。また、天然歯の歯周ポケットや歯肉縁下に不適合なマージンがある症例にも効果的です。

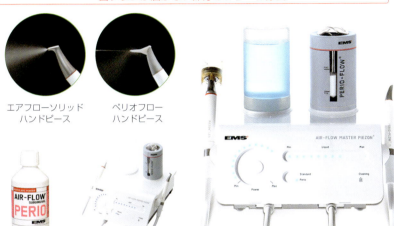

歯ブラシが届かない部分のプラーク除去

エアフローソリッドハンドピース／ペリオフローハンドピース／ペリオパウダーを使用する／エアフローソリッドハンドピースを接続／ペリオフローハンドピースを接続

商品名：エアフローマスター ピエゾン
販売セット内容：本体1、エアフローS ソリッドハンドピース（白）1、エアフローS ソリッド用清掃針（短・長）各1、ペリオフローハンドピース1、ペリオフロー用清掃針1、ペリオフローノズル（40個入）1、ステリボックス（AFMP用）1、ニードルガイド1、エアフローパウダー（レモン味）300gボトルタイプ1、エアフローパウダーチャンバー1、ペリオフローパウダーチャンバー1、ハンドピースホース（AFM用）・エアフロー用1、ミニマスターLEDハンドピース1、ハンドピースホース（AFMP用）・ピエゾン用1、ピエゾンマスター600ボトルセット（350mL）1、ピエゾンマスター600フットコントローラー1、ピエゾンチップA、P、PS（CTレンチ付）各1、マグネットサポートU（右、左）各1、電源コード1、エアホース1、ウォーターホース1、パウダーチャンバーカラーリングセット1、ノズルリムーバー1、六角プラスチックレンチ1、ハンドピースライトガイド取替用（4個入）1、チップウェアガイド1、単品ペリオフローノズル（40個入）
製造販売元：株式会社松風

図⓭　エアフローマスター ピエゾン
歯肉縁上はエアフロー、歯周ポケットはペリオフローにより、バイオフィルム除去が短時間で可能。3種類のパウダーのなかで極小粒子のペリオパウダーは繰り返しの使用でも表面性状を変化させない。従来のラバーカップによる研磨よりも表面性状に変化を与えないことが実験で立証されている。歯周ポケットが5mm以上の深さでもペリオフローノズルは到達するが、粘膜に優しく、術後の患者が感じる爽快感はメインテナンスの来院の動機づけに役立つ。ハンドピースはオートクレーブ可能。ペリオフローノズルはディスポーザブル

3）歯石除去

　歯石の沈着を認める場合は、歯石を除去しなければなりません。チタンはその硬さから（P.132）、天然歯用のスケーラーを用いることはできません。インプラント表面を傷つけないためには、インプラント専用のスケーラー、または専用のチップを接続した超音波スケーラーで除石を行う必要があります（**図14～19**）。

　インプラントの埋入位置が不良だと、スケーラーが到達しづらい場合があります。そのような場合は、上部構造を外して口腔外で研磨することも有用です。したがって、症例によっては上部構造を簡単に外せるスクリュー固定方式も大切な選択肢です。

　インプラントのメインテナンスでは、たくさんの有用なツールがあります。常に情報を収集し、適切なツールを揃えましょう。

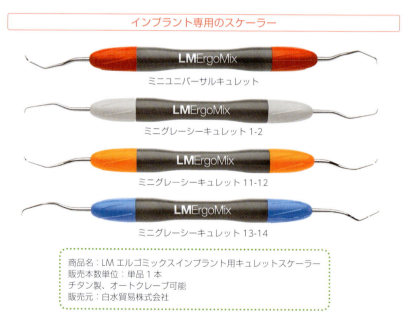

インプラント専用のスケーラー

ミニユニバーサルキュレット

ミニグレーシーキュレット 1-2

ミニグレーシーキュレット 11-12

ミニグレーシーキュレット 13-14

商品名：LM エルゴミックスインプラント用キュレットスケーラー
販売本数単位：単品1本
チタン製、オートクレーブ可能
販売元：白水貿易株式会社

図❶　LMエルゴミックスインプラント用キュレットスケーラー
インプラントと同じチタン製で、インプラントが傷つきにくい。ミニファイブと同型で歯肉縁下の狭いポケットに挿入しやすい。チップ、ロックグリップ、ハンドルを取り外せるから無駄がなく経済的

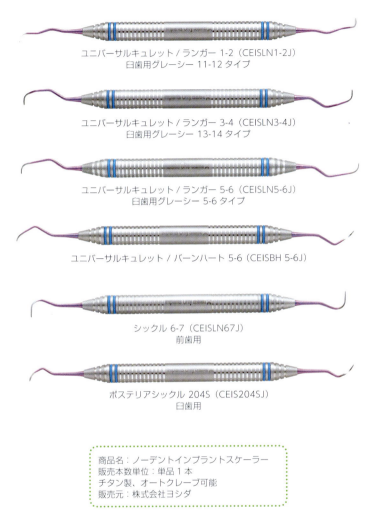

ユニバーサルキュレット / ランガー 1-2（CEISLN1-2J）
臼歯用グレーシー 11-12 タイプ

ユニバーサルキュレット / ランガー 3-4（CEISLN3-4J）
臼歯用グレーシー 13-14 タイプ

ユニバーサルキュレット / ランガー 5-6（CEISLN5-6J）
臼歯用グレーシー 5-6 タイプ

ユニバーサルキュレット / バーンハート 5-6（CEISBH 5-6J）

シックル 6-7（CEISLN67J）
前歯用

ポステリアシックル 204S（CEIS204SJ）
臼歯用

商品名：ノーデントインプラントスケーラー
販売本数単位：単品1本
チタン製、オートクレーブ可能
販売元：株式会社ヨシダ

図⓯　ノーデントインプラントスケーラー
インプラントと同素材の6-4チタン合金（クラス5チタン）を使用。インプラント体よりわずかに軟らかく傷つけないよう配慮されている。通常のスケーラーと異なり、ブレード部は鋭利に加工されていないため、インプラント体やセラミックなどの補綴物を傷つける心配がない。種類が豊富で歯肉縁上は2種の鎌形と歯肉縁下は4種のキュレットで対応できる。シャンク部に紫色を配し、通常のスケーラーと識別しやすい

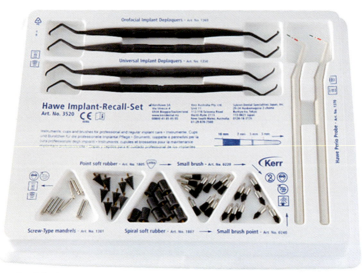

インプラント
リコールセット

商品名：デプラーカー
販売本数単位：単品2本セット、5本セット

商品名：インプラントリコールセット
セット内容：
- デプラーカー：ユニバーサル、オロフェイシャル 各2本
- ペリオプローブ：2本
- プロフィーブラシ：スモール、スモールポイント 各10個
- プロフィーカップ：ポイントソフト、スパイラルソフト 各10個
- プロフィマンドレル：10本

カーボンファイバー強化プラスチック製、ブレード部はシャープニング可能（金属を研いだ砥石は使用不可）
オートクレーブ可能 134℃ 3分
販売元：カボデンタルシステムズジャパン株式会社

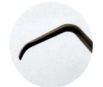

ユニバーサル型
隣接面に適している

オロフェイシャル型
頬舌面に適している

図⓰　デプラーカー、インプラントリコールセット
インプラント上部構造やチタン製アバットメントを傷つけることなく、歯垢や沈着物の除去が行える。ユニバーサル型はカーボンファイバー製スケーラーのなかでも細く、歯肉縁下に挿入しやすい

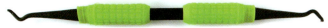
204S（ライトグリーン）
屈曲鎌形、歯肉縁上に使用、屈曲し臼歯部に届きやすい

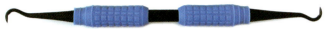
H6/H7（ブルー）
鎌形、歯肉縁上に使用

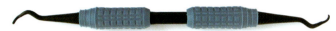
4R/4L（ダークグリーン）
ユニバーサルキュレット、歯肉縁下に使用可能

商品名：マイルドスケーラー
販売本数単位：3種各1本セット、単品3本セット
カーボンファイバー配合レジン製、ブレード部はシャープニング可能
（金属を研いだ砥石は使用不可）、オートクレーブ可能134℃ 3分
販売元：クロスフィールド株式会社

図❶　マイルドスケーラー
インプラントの支台面や金属冠のマージンを傷つけにくい。握りやすいシリコングリップが採用されている。2種類の鎌形で臼歯と前歯の歯肉縁上の付着物が除去可能

金属製のスケーラーに用いた砥石で、
カーボンファイバー製のスケーラーを
シャープニングすると、
金属片が中に入り込んでしまう。
だから専用の砥石を使用するんだ！

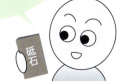

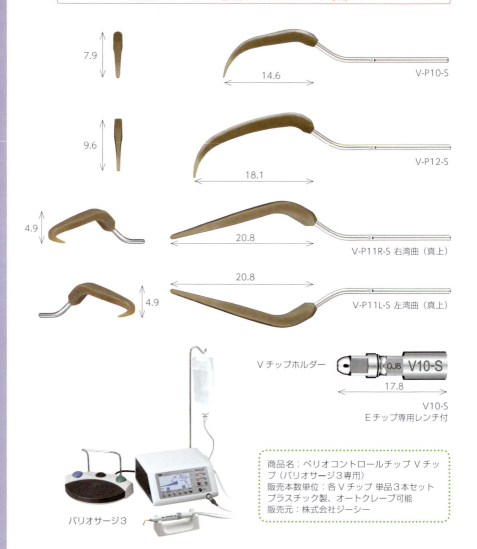

図⓲　ペリオコントロールチップ Vチップ（バリオサージ3専用）
チップの種類が豊富で、先端が細く辺縁歯肉に届きやすい。左右の湾曲チップは臼歯部のインプラントや補綴物に適している

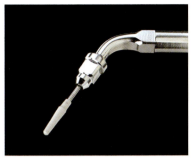

エンドチャック120(別売品)に
チップPIを接続

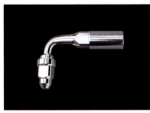

エンドチャック90

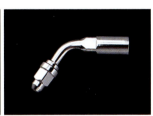

エンドチャック120

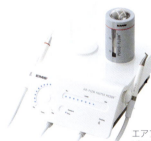

商品名:チップPI(EMS社製ピエゾン専用)
販売本数単位:単品4本セット
プラスチック製、オートクレーブ可能
製造販売元:株式会社松風

エアフローマスター
ピエゾン

図⓳　チップPI(EMS社製ピエゾン専用)
PEEK製で耐疲労性、耐衝撃性に優れた高品質な材質。手用のプラスチックスケーラーのバイオフィルム除去率約40％に対して、本製品は70％以上を達成したことが実験データにより立証されている

【参考文献】
1) KoldslandOC, ScheieAA, AassAM：Prevalence of peri-implantitis related to severity of the disease with different degrees of bone loss. J Periodontol, 81(2):231-238, 2010.

著者略歴

岩井理子（いわい さとこ）

東京ステーション歯科クリニック　歯科衛生士長

1983年　太陽歯科衛生士専門学校卒業
1997年　小川歯科医院勤務
2010年　東京ステーション歯科クリニック勤務

小川洋一（おがわ よういち）

東京ステーション歯科クリニック　院長
松本歯科大学臨床教授
東京インプラントセンター® 主宰

1990年　明海大学歯学部卒業
1990年　河津歯科医院勤務
1997年　小川歯科医院開業
2010年　東京ステーション歯科クリニック移転開業

執筆協力　川畑絵梨（東京ステーション歯科クリニック）
　　　　　萩元　剛（萩元歯科医院）
　　　　　安斉昌照（あんざい歯科）
　　　　　山本英史（高橋歯科医院）

DHが語る
インプラントがおもしろいほどわかる本

発行日	2015年3月1日　第1版第1刷
著　者	岩井理子　小川洋一
発行人	湯山幸寿
発行所	株式会社デンタルダイヤモンド社
	〒113-0033 東京都文京区本郷3-2-15 新興ビル
	電話 = 03-6801-5810 (代)
	http://www.dental-diamond.co.jp/
	振替口座 = 00160-3-10768
印刷所	能登印刷株式会社

© Satoko Iwai, 2015
落丁、乱丁本はお取り替えいたします

●本書の複製権・翻訳権・上映権・譲渡権・公衆送信権（送信可能化権を含む）は㈱デンタルダイヤモンド社が保有します。

●[JCOPY]〈(社)出版者著作権管理機構 委託出版物〉
本書の無断複写は著作権法上での例外を除き禁じられています。複写される場合は、そのつど事前に㈱出版者著作権管理機構（TEL: 03-3513-6969、FAX: 03-3513-6979、e-mail: info@jcopy.or.jp）の許諾を得てください。